N° 104

RECHERCHES
SUR LES CAUSES DE MORT SUBITE
DANS L'ÉTAT PUERPÉRAL
SUITES DE COUCHES

THÈSE

Présentée et publiquement soutenue à la Faculté de médecine de Montpellier

Le 10 Décembre 1875

PAR MAURICE MARITAN

Né à Château-Queyras (Hautes-Alpes)

ANCIEN INTERNE DES HÔPITAUX D'AIX (CONCOURS 1872)
ANCIEN INTERNE DES HÔPITAUX DE NIMES (CONCOURS 1874)
ANCIEN EXTERNE DES HÔPITAUX DE GRENOBLE (ISÈRE)

POUR OBTENIR LE GRADE DE DOCTEUR EN MÉDECINE

Antequam de remediis statuatur, primum constare oportet, quis morbus et quæ morbi causa, alioquin inutilia opera, inutile omne consilium.

(BAGLIVI.)

MONTPELLIER
IMPRIMERIE FIRMIN ET CABIROU
Rue des Casernes, 7, près la Grand'Poste

1875

A MA MÈRE

A MON PÈRE

INSPECTEUR PRIMAIRE DE 1re CLASSE, OFFICIER DE L'INSTRUCTION PUBLIQUE

A MES DEUX FRÈRES

Joseph et Paul MARITAN

MARITAN.

A MES COUSINS

Guillaume Puy, Barthélemy Puy

A MON PRÉSIDENT DE THÈSE

MONSIEUR BOYER

PROFESSEUR DE PATHOLOGIE EXTERNE A LA FACULTÉ DE MÉDECINE
DE MONTPELLIER

A MES MAITRES

MARITAN.

A MES AMIS

Louis Bonniard, Victor Bonniard

A MES AMIS INTERNAT

Dargelos, Michel, Vadon

MARITAN.

INTRODUCTION

Une femme enceinte bien portante, ayant mené sa grossesse à bonne fin, entre en travail et meurt subitement, soit pendant l'accouchement, soit quelque temps après. Un tel spectacle porte la terreur et l'épouvante au milieu des assistants et les glace d'effroi, mais il devient pour le médecin qui y assiste le sujet de méditations et de réflexions profondes.

De tout temps, les accoucheurs se sont vivement préoccupés de cet accident qui survient chez les femmes en couches, sans qu'aucune cause apparente ne l'explique ; mais les travaux des médecins anciens n'ont pu que constater le fait et ne donner sur ces phénomènes que des hypothèses plus ou moins probables, privés qu'ils étaient des lumières de l'anatomie pathologique. Certainement aujourd'hui, en matière de puerpéralité, le scalpel le plus exercé et l'analyse anatomique ne nous donnent point la raison de tous les faits; mais, quand la constatation des lésions anatomiques nous manque, l'analyse physiologique suffit à nos exigences.

La question des morts subites dans l'état puerpéral présente pour le médecin un intérêt pratique considérable à trois points de vue différents :

Au point de vue scientifique. — Quoi de plus important pour le médecin que d'observer les circonstances qui précèdent et accompagnent les morts subites? Quoi de plus nécessaire et de plus indispensable pour lui que d'étudier ces faits dans leur nature intime, et de connaître leur pathogénie pour pouvoir prévenir et annuler leurs conséquences dans la mesure du possible?

Toute question scientifique comporte en soi la raison de l'attention dont elle doit être l'objet, raison qui est sa solution. Mais, s'il en est ainsi d'un fait scientifique quelconque, quelle préoccupation de la part des médecins susciteront ces accidents des femmes en couches qui causent tant d'émoi et possèdent, au point de vue médical comme au point de vue social, une importance capitale? Si, plus certaines maladies sont fréquentes, plus elles doivent exciter la sollicitude des observateurs, à plus forte raison les affections dont le diagnostic est toujours difficile et la marche insidieuse et promptement mortelle, méritent-elles l'attention du praticien.

L'épithète de *position intéressante*, que le commun des mortels donne à la femme enceinte, suffit d'ailleurs pour montrer la sollicitude dont elle doit être l'objet en cet état.

Au point de vue clinique. — Quoi de plus intéressant et de plus digne de fixer l'attention que le spectacle de cette jeune femme qui, au premier vagissement de son enfant, a oublié tous les ennuis de la grossesse et les périls qui la menaçaient pendant l'accouchement, et qui expire subitement à l'instant même où elle a le bonheur d'être mère! Comme si la nature, en réclamant la vie de la mère en échange de celle de l'enfant, se plaisait à réaliser cette hypothèse de Buffon « que la quantité de vie possédée par les êtres organisés est toujours la même sur le globe, et que leurs empiétements et leurs générations successives se bornent à déplacer la somme toujours constante de ces molécules organiques sur lesquelles la mort ne peut rien, maintenant ainsi le monde également vivant et la terre également peuplée! »

Il n'est rien de plus navrant pour les assistants que la vue d'une femme dont la santé paraissait confirmée dans toutes ses conditions, et dont la vie disparaît soudainement, contre l'attente de tout le monde.

Le praticien chez qui l'habitude de pareils spectacles en émousse à peine la tristesse n'est point exempt de troubles, et s'il montre au dehors un visage calme, c'est parce qu'en ce moment il se sait le pivot de la confiance; mais il dévore ses angoisses en lui-même, torturé qu'il est par le regret de ne pouvoir saisir et arrêter cette vie qui s'échappe. C'est là qu'il est assiégé par la tristesse du cœur et le découragement de l'esprit, car c'est là qu'il éprouve ses défaites. L'accoucheur au lit d'une femme en couches mourant subitement, c'est Gœthe s'écriant : « Plus de lumière ! » celui-ci pour conserver sa vie, celui-là pour sauver celle d'une mère.

Au point de vue personnel. — Qu'un médecin soit appelé à donner ses soins à une femme qui accouche, et qu'il voie en même temps un autre malade affecté d'une maladie aiguë ou chronique, si les deux malades, par des circonstances qu'on ne peut pas trop déterminer ici, viennent à mourir : pour le vulgaire, le médecin a *perdu* la femme en couches, tandis qu'il n'a fait que *soigner* l'autre, dont la mort est le résultat de la maladie. En perdant sa malade, il perd ou atténue sa réputation ; et si celle-ci n'est point assise d'une manière inébranlable ; si par malheur il débute dans la carrière médicale, c'en est fait de sa position : il est souvent obligé de quitter le pays où il est installé.

Assurément, la vie du médecin est une vie pleine d'abnégation où l'homme, rempli de l'oubli de soi-même, ne doit avoir pour but que l'observation stricte du stoïque sentiment du devoir ; mais il peut cependant être permis à celui qui s'occupe du bien-être de tout le monde, et à la position duquel personne ne songe, d'avoir un peu égard à ce qui l'intéresse.

Qu'on me pardonne cette dernière considération sur l'intérêt personnel du médecin relativement aux morts subites, vu l'appréciation du praticien par le vulgaire : elle n'est pas sans importance.

Ainsi donc, l'utilité de la connaissance parfaite des morts subites chez les femmes en couches, et des phénomènes qui président à leur explosion, est établie et motive suffisamment le choix de ce sujet pour notre dissertation inaugurale. 2

Si l'on joint à cet intérêt notre séjour dans divers hôpitaux pendant une partie de nos études, on comprendra que des faits de ce genre se soient assez souvent présentés à nous pour exciter notre attention.

Nous avons envisagé les causes de ces morts subites sous deux aspects différents : celles dont l'origine est due à l'état puerpéral d'une façon immédiate, que nous avons appelées causes directes ; elles forment la première partie de notre Thèse ;

Celles dont l'origine remonte à une époque antérieure à l'état puerpéral, mais qui trouvent en lui une cause adjuvante et aggravante qui donne à leur évolution une marche précipitée ; nous les avons appelées causes indirectes ; leur énumération forme la deuxième partie de not e Thèse.

A l'appui de nos données, nous citons des observations dont les unes nous sont particulières, et les autres ont été colligées dans les travaux publiés jusqu'à ce jour sur ce sujet.

Nous terminons enfin par quelques indications thérapeutiques qui découlent des faits que nous avons établis, et nous les faisons suivre de nos conclusions.

La question est très-importante et d'une solution ardue et entourée de difficultés ; par conséquent, si dans notre travail nous nous sommes montré au-dessous de notre tâche, nous prierons nos Juges de vouloir bien se rappeler à notre égard cette maxime de Montaigne : « En toute chose, c'est l'intention que l'on considère. »

RECHERCHES
SUR LES CAUSES DE MORT SUBITE
DANS L'ÉTAT PUERPÉRAL
SUITE DE COUCHES

PREMIÈRE PARTIE

La vie n'est, comme on le sait, que le résultat du produit hiérarchique des mille activités partielles de l'organisme associées dans une tendance spéciale par groupes d'organes, de systèmes et d'appareils dont les fonctions communes ont pour but final de constituer la vitalité totale de l'organisme.

La mort, qui n'est que la cessation de la vie, est par conséquent produite par toute cause interne ou externe, pathologique ou traumatique, mécanique ou toxique, qui, par son action sur un organe ou sur l'ensemble des organes, détruirait l'harmonie fonctionnelle de l'économie. Si l'action d'une cause morbide s'opère d'une manière lente et graduelle, on aura alors la *mort progressive* ou par maladie; si au contraire elle renferme en elle-même assez de puissance pour détruire à son explosion, d'une façon complète, les fonctions d'un ou de plusieurs organes essentiels à la vie, on aura alors la *mort subite.* L'usage, d'ailleurs, réserve plus particulièrement le nom de *mort subite* aux effets par les causes internes ou pathologiques.

Remarquons, en passant, que la puissance d'action d'une cause morbide est soumise à deux facteurs: d'une part l'énergie de la cause morbide, d'autre part la résistance de l'activité vitale; et on conçoit facilement que, le second de ces facteurs diminuant, le premier restant le même, l'action du premier sur le second sera d'autant plus grande.

DÉFINITION.

Notre travail portera sur ce dernier genre de mort dans l'état puerpéral; nous définirons donc la mort subite dans l'état puerpéral: la disparition définitive de la vie d'une façon soudaine ou rapide, dans un état de santé ou dans un état de maladie qui ne menaçait pas la vie d'un péril actuel.

HISTORIQUE.

Les cas de mort subite recueillis par les auteurs anciens ne sont que des faits isolés consignés dans les annales de la science, et qui ne sont suivis d'aucune explication qui puisse être utile pour traiter la question d'une façon suffisante.

Ramsbotham (1814) a signalé quelques cas de mort subite chez les femmes, et a fait paraître dans le *Medical Repository* des réflexions qui méritent quelque considération.

Après lui, Mac Clintock a publié dans le *Medical Dublin Press* un mémoire résumant l'état de la science à cette époque (1852).

Mordret et Moynier firent paraître, l'un en 1858 et l'autre en

1859, deux mémoires sur la mort subite chez les femmes enceintes.

Ball cite dans sa thèse (Strasbourg, 1862), sur l'embolie pulmonaire, l'état puerpéral comme prédisposant à cette affection, et causant la mort subite.

Renaud (Thèse de Strasbourg, 1862) regarde l'état puerpéral comme cause de mort subite.

M. Jacquemet, dans un travail intitulé : *Sur le mécanisme de la mort dans les cas d'embolie pulmonaire*, admet dans l'état puerpéral une altération du sang favorisant sa coagulation. (In *Congrès Médical de France*. Lyon 1864).

Azam et Ch. Dubreuilh (1866) ont publié des travaux utiles sur la mort subite dans l'état puerpéral.

Bertin, dans son ouvrage ayant pour titre : *Étude critique de l'embolie dans les vaisseaux artériels et veineux* (Paris, 1869) traite indirectement du sujet qui nous occupe.

Hervieux, dans son ouvrage sur les *Maladies puerpérales*, (Paris 1870), a donné sur les morts subites des femmes en couches une critique raisonnée des théories existantes, en y ajoutant ses réflexions personnelles. Cet ouvrage, excellent à tous les points de vue, renferme tout ce qui a été dit de plus rationnel jusqu'ici sur les morts subites des femmes en couches ; aussi aurons-nous l'occasion de lui faire quelques emprunts.

L'expression de mort subite, dans l'état puerpéral, ne doit point être restreinte à la signification précise de ce mot ; on serait obligé, en agissant ainsi, d'embarrasser le langage médical d'une nouvelle expression pour qualifier les morts dont la durée, quoique courte et imprévue, ne serait point assez prompte pour que ces maladies puissent être classées dans les morts subites et ne seraient point assez prolongées pour être rangées dans les morts par maladie ou progressives.

Aussi l'usage en pareille matière et les auteurs (ce n'est pas, selon moi, sans une grande apparence de raison) ont-ils convenu de ranger dans la classe des morts subites toutes celles dont la marche foudroyante et inattendue pourrait avoir mis une demi-heure, une heure et même quelques heures pour opérer ses effets de ravages sur les femmes en couches, à la condition absolue, cependant, d'avoir toujours une marche précipitée et une invasion inopinée. C'est d'ailleurs l'avis de Morgagni quand il dit : « Nomine » autem subitæ mortis eam hìc accipimus quæ sive ejus præsentia » fuerit sive non fuerit, celerrimè mulierem rapit præter ipsius » aliorumve eo quidem tempore expectationem. »

Il serait certainement logique et désirable que, pour plus de précision dans le langage, on ne classât dans les morts subites que celles caractérisées par la soudaineté de l'instant sans *y* rattacher celles dont la durée équivaut à quelques heures ; mais il ne faut point oublier qu'en médecine l'expression de mot doit toujours être sacrifiée à l'expression des faits cliniques, pourvu toutefois que la clarté et la netteté du style scientifique n'en souffrent pas.

Les lésions anatomiques, d'ailleurs, sont absolument semblables dans la mort subite et dans la mort prompte ; la différence n'existe que dans le plus ou moins de rapidité dans la manifestation des symptômes.

Cette petite explication sur l'expression de mort subite n'aurait peut être pas dû figurer ici ; je l'ai crue cependant nécessaire pour qu'on puisse bien se faire une idée nette, précise et exacte de ce qu'on entend par mort subite dans l'état puerpéral.

Ceci posé, nous allons passer à l'examen toutes les causes des morts subites. Elles se divisent naturellement en deux catégories :

1° Celles où l'état puerpéral est la cause immédiate de la mort ;

2° Celles où l'état puerpéral n'est que la cause indirecte de la mort, c'est-à-dire n'ayant point créé lui-même les causes morbides ; il a fourni à ces causes un terrain plus propice pour se développer et pour précipiter leur évolution.

A la première appartiennent : l'empoisonnement puerpéral, la thrombose et l'embolie de l'artère et des veines pulmonaires, la présence des gaz dans le cœur et les gros vaisseaux, la sidération nerveuse (l'empoisonnement puerpéral, les commotions morales, l'épuisement nerveux).

Dans la seconde, viennent se ranger les maladies préexistantes des trois organes essentiels de la vie : le cœur, le poumon et le cerveau.

Nous les étudierons dans l'ordre suivant : Maladies du système circulatoire, maladies du système pulmonaire, maladies du système nerveux.

CHAPITRE PREMIER

EMPOISONNEMENT PUERPÉRAL

Qu'est-ce que l'empoisonnement puerpéral?

L'empoisonnement puerpéral est un état particulier de l'économie greffé sur l'état puerpéral des femmes en couches et dû à la coexistence d'un principe morbide qui devient le générateur de toutes les affections morbides dont les femmes sont susceptibles d'être atteintes pendant la puerpéralité.

L'état puerpéral lui-même est cette période de temps physiologique qui commence avec le travail et se termine aux relevailles de la femme.

Si l'on jette un coup d'œil rétrospectif sur les divers écrits qui ont traité des affections puerpérales, on est frappé des vacillations de l'esprit scientifique dans l'étude de ces maladies,en même temps que du nombre des doctrines qui se sont disputé l'honneur d'expliquer et de rendre compte des maladies puerpérales.

La doctrine de la suppression des lochies, émise par Hippocrate en 322 avant l'ère chrétienne, a eu un règne scientifique de près de deux mille ans ; elle a le singulier prestige d'avoir été soutenue et défendue par des phalanges d'hommes illustres, tels que : Galien (200 ans avant l'ère chrétienne), Ambroise Paré (1575), Sydenham (1683), Boërhaave (1700), Van Swieten (1721), pour n'en citer que quelques-uns. Cette doctrine, soumise à l'examen, n'est point exacte.

On ne peut pas répéter aujourd'hui, sans être taxé de paradoxe, ce qu'ont dit les anciens : que la suppression des lochies ou leur rétention engendraient les affections puerpérales.

« Loin de se supprimer, dit M. Hervieux dans son ouvrage sur les maladies puerpérales, les lochies persistent toujours pendant la première période au moins de ces affections, et se font même souvent remarquer par leur abondance et leur fétidité (1).

» Lorsqu'elles se suppriment, c'est généralement à une époque avancée de la maladie, et l'on doit alors considérer cette suppression, non comme la cause initiale, mais comme un effet de cette maladie. »

La doctrine des déviations, ou métastase laiteuse, dont la première idée remonte à Sennert (1631), reçut le bon accueil de Sauvages(1763), de Bordeu (1770), de Leroy, de Montpellier (1771); mais, conception scientifique moins heureuse que la doctrine de la suppression des lochies, elle eut quelque temps de vogue et tomba dans l'oubli, ainsi que la doctrine de la localisation utérine et péritonéale.

Je dirai quelques mots de la doctrine de la fièvre puerpérale. Ce mot seul de fièvre puerpérale rappelle à l'esprit de tous les médecins quantité de discussions académiques où la question, malgré les beaux discours de Guérard, Dubois, Danyau, etc., restait toujours pendante, et nombreux écrits qui tous, militant en faveur de cette doctrine, n'entraînaient point après eux la conviction et laissaient planer le doute dans l'esprit de chacun.

L'hypothèse de la fièvre puerpérale, dont le but était de ramener

(1) Hervieux, *Traité des maladies puerpérales.*

à une unité morbide à forme variée (car on a admis trois formes de fièvre puerpérale : la forme inflammatoire, la forme muqueuse ou bilieuse et la forme typhoïde) la multiplicité des affections puerpérales, et de les ranger sous ces trois chefs cliniques, a perdu complétement, vu les progrès incessants de l'anatomie pathologique, tout son terrain scientifique.

Comment concevoir, en effet, que des lésions si disparates, en manifestations symptomatologiques si différentes, puissent constituer par leur réunion cette unité pathologique, pierre fondamentale de la fièvre puerpérale ?

Comment ranger dans une même classe des métrites, des pleurésies, des péritonites puerpérales, des phlegmasies des veines du bassin et des veines des membres, des scarlatines et des érysipèles ?

Certainement, comme le démontre la théorie de l'empoisonnement puerpéral, et nous le prouverons tout à l'heure, toutes ces maladies ont un point commun : c'est qu'elles relèvent toutes de la même cause, qui est, non une fièvre essentielle, mais un miasme particulier, un principe toxique ; mais l'identité de cause n'entraîne pas forcément l'identité d'effets, et en médecine surtout, cette remarque est de confirmation journalière. Renversée par la diversité des lésions anatomiques matériellement constatées, l'unité pathologique n'a plus aujourd'hui de raison d'être, et nous pouvons ajouter (1) :

« L'admission de cette commode et séduisante hypothèse, c'est le chaos, c'est le retour à l'enfance de l'art, c'est la négation de toute science diagnostique, l'obstacle à tout progrès thérapeutique en ce qui concerne les maladies puerpérales. »

C'est à M. Hervieux, praticien aussi expérimenté que rompu aux difficultés du diagnostic, que revient l'honneur d'avoir introduit dans la science la doctrine de l'empoisonnement puerpéral.

(1) Hervieux, *loc. cit.*

C'est à la Maternité de Paris que M. Hervieux, mis en présence de faits nombreux et des théories jusqu'alors existantes, impuissantes à expliquer les cas par lui observés et à porter la conviction dans son esprit, que M. Hervieux, dis-je, résolut, renouvelant pour la puerpéralité en quelque sorte ce que Descartes avait fait pour la philosophie, de regarder comme nulles toutes les théories qu'il connaissait sur les maladies puerpérales et d'observer les faits et les épidémies qui se déroulaient devant lui.

Il résulta de ses observations que toutes les affections puerpérales reconnaissaient comme cause unique un miasme spécial contenant un principe toxique dont la coexistence avec l'état puerpéral constituait ce qu'il appela l'empoisonnement puerpéral.

Ce principe toxique, dont l'origine est due à l'altération de l'air ambiant par les sécrétions physiologiques ou morbides des femmes en couches et à toutes les exhalaisons nauséabondes qui accompagnent généralement cet état particulier, est apte à expliquer toutes les affections puerpérales et à rendre compte de toutes leurs modalités pathologiques, soit à l'état sporadique, soit à l'état épidémique. Trousseau avait déjà le germe de cette idée quand il écrivait dans ses *Cliniques* : « Il faut qu'il existe dans l'atmosphère des germes spécifiques, susceptibles à un moment donné, dans certaines conditions, d'engendrer l'infection purulente puerpérale, comme en d'autres temps, en d'autres lieux, d'autres germes donneront naissance à la variole, à la scarlatine, à la morve, à la clavelée et au typhus. »

Nous ne démontrerons point comment la doctrine de l'empoisonnement puerpéral contient en elle-même la raison de divers états pathologiques de la puerpéralité; cette démonstration, d'ailleurs, a été faite par l'auteur même de cette doctrine avec toute la science et la méthode que nécessite pareille question. Nous allons surtout montrer les relations qui existent entre elle et les morts subites des suites de couches, et comment elle renferme la pathogénie de certaines morts subites jusqu'ici inexpliquées, ou qui, à tort, avaient été classées comme le produit d'autres agents morbides.

Si l'on examine avec attention les faits recueillis dans les annales de la science, on est frappé de voir la proportion des morts subites considérablement augmentée pendant les épidémies puerpérales, et suivre en quelque sorte la même variation que leur intensité.

Que signifient ces observations, si ce n'est que la cause qui produit les morts subites emprunte à l'épidémie elle-même une énergie et une puissance qu'elle n'a point en d'autres circonstances ? Si l'on admet, par exemple, un poison puerpéral qui par son action sur l'économie puisse l'entraîner dans un état pathologique dont le but final est la mort, n'est-il pas logique et rationnel d'admettre que dans des circonstances appropriées ce principe toxique puisse acquérir une intensité telle qu'il puisse supprimer la vie en quelques heures ? Le principe toxique de la variole et de la fièvre typhoïde ne se conduit-il pas de la sorte ? N'est-ce point au moment même de la plus grande intensité de l'épidémie que le nombre des morts subites est le plus considérable ?

Pourquoi ce principe toxique, en tant que principe miasmatique, ne se conduirait-il pas comme les autres ?

La seule raison qui pourrait faire naître quelque résistance à admettre le poison puerpéral comme cause de mort subite, c'est qu'il n'a point été constaté dans aucun cas particulier de lésion anatomique en relation directe avec cet état, et qu'on a été amené à ce diagnostic, soit par voie d'exclusion, parce qu'on n'avait point trouvé de lésion anatomique caractérisant d'autres affections, soit par les circonstances spéciales qui avaient accompagné la mort. C'est ce qui a fait dire à M. Velpeau et à Gerdy « qu'il y avait certaines morts dont le diagnostic était aussi obscur avant qu'après l'autopsie ».

Cependant l'autopsie peut seule constater la lésion qui a causé la mort ; si l'anatomie pathologique ne résout pas les doutes, elle en limite le nombre. Si les observations ne sont pas complétées par l'autopsie, qu'apprendraient-elles, dit M. Louis ? Rien, si ce n'est qu'il y a eu mort subite, ou du moins très-prompte, dans des circonstances où il est impossible de le prévoir. On ignorera s'il y a un rapport entre l'état des organes et des symptômes; on pourra tout soupçonner, tandis que si, après l'examen attentif des viscères, le problème n'est pas résolu, au moins en approchons-nous le plus possible, et, ce qui est un grand point, évitons-nous les fausses suppositions.

Mais, de ce que souvent on n'est pas parvenu à découvrir des lésions anatomiques en rapport avec le poison puerpéral, faut-il immédiatement en conclure qu'il n'en existe pas et que le poison puerpéral ne peut être considéré comme une cause de mort subite ? Ce serait, ce me semble, un peu trop se hâter de condamner une théorie qui, n'aurait-elle que ce mérite, sert à expliquer d'une façon logique et rationnelle le diagnostic de certaines morts qui, sans elle, seraient pour tous assez incompréhensibles.

Si dans certaines autopsies de mort subite on n'arrive pas toujours à trouver la lésion anatomique, est-ce parce qu'il n'en existe pas? Cela n'est évidemment pas admissible sans une offense grave pour la logique; et de même que nous ne comprenons pas la cessation de la vie sans l'anéantissement ou l'altération des fonctions d'un organe essentiel à la vie, nous ne comprendrons pas davantage l'anéantissement ou la modification vicieuse de la fonction sans la lésion de l'organe. Il faut en accuser l'imperfection de nos moyens d'exploration. En effet, malgré les progrès continuels de l'anatomie pathologique, beaucoup de *desiderata* restent encore à remplir. Un avenir, prochain peut-être, pourrait justifier cette observation.

L'explication de la mort subite chez les femmes résulte toute entière de ces données. Laissons s'exprimer une plume plus autorisée que la nôtre : «Étant admise l'existence d'un poison puerpéral, étant admis un rapport direct entre la gravité des affections puerpérales et les qualités du poison qui les engendre, on comprendra que, plus les doses et l'énergie du principe toxique seront grandes, plus ses effets seront intenses, rapides et même foudroyants. Je ne veux pas m'occuper ici des conditions de réceptivité que peut présenter le sujet, eu égard à la pénétration du poison dans l'organisme. Mais, par la même raison qu'il y a des sujets complétement rebelles à l'action du principe toxique, puisqu'au plus fort des épidémies véhémentes un grand nombre de femmes ne sont nullement empoisonnées, de même aussi il y a des organismes tellement accessibles à cette action qu'ils en éprouvent une perturbation profonde et qui peut être portée jusqu'à la suspension complète des fonctions essentielles de la vie. (1)»

Dire, avec Chevallier et Mac Clintock, que la mort subite a été produite dans certains cas par l'asphyxie idiopathique, c'est introduire dans la science une expression qui n'a aucune signification clinique ou anatomo-pathologique. Car Christison, qui a décrit l'asphyxie idiopathique : «une affection qui cause la mort en quelques minutes ou en une heure, et dont les symptômes sont ceux de la syncope, et qui ne se manifeste sur le cadavre par aucune autre altération que la flaccidité du cœur et la vacuité de ses parois», n'a point établi une entité morbide ; car si elle a tous les symptômes de la syncope, pourquoi ne pas l'appeler ainsi? Et d'un autre côté la flaccidité du cœur n'est point un caractère anatomique qui soit particulier à l'asphyxie idiopathique, puisqu'on la rencontre dans beaucoup d'autres affections.

Merriman me semble avoir commis la même faute en qualifiant du nom pompeux de *Dystocia syncopalis* la disparition de la vie chez la femme accouchée depuis deux jours qui tomba à la renverse en allant à la garde-robe. Cette modalité pathologique ressemble complétement à la syncope simple.

Dire, avec beaucoup de médecins, que la mort subite est causée

(1) Hervieux, *loc. cit.*

très-souvent par la syncope ou par l'apoplexie, c'est constater le fait et ne point l'expliquer. Certainement la vie disparaît subitement dans certaines circonstances par syncope et par apoplexie; mais ces états particuliers ne sont que les manifestations diverses d'un état plus important, et réellement l'auteur de beaucoup de morts subites, dans la puerpéralité, c'est l'empoisonnement puerpéral.

Si à l'empoisonnement puerpéral on ajoute la prédisposition spéciale de la constitution ou l'impressionnabilité personnelle de chaque femme, on sera tout à fait en droit d'expliquer les morts subites par le poison puerpéral. De même que l'on voit certains individus infectés la première fois qu'ils pénètrent dans une salle où la variole et la fièvre typhoïde règnent à l'état épidémique, et mourir de mort subite si l'épidémie est à son maximum de densité, peu de temps après que la maladie aura fait son invasion, et certains autres jouir du caractère de l'immunité la plus complète; de même on verra des femmes entrant dans les hôpitaux où règne l'infection puerpérale ou mises en contact avec les personnes ou des objets souillés par le poison puerpéral, subir complétement l'influence de ce poison et succomber en peu de temps, et certaines autres, exposées à toutes les circonstances les plus favorables à la contagion, en sortir complétement indemnes.

Ceci démontre qu'étant donnée une localité où l'infection puerpérale règne à l'état épidémique, au moment où celle-ci est à son apogée et où, par conséquent, le poison puerpéral possède la plus grande force, ce dernier peut pénétrer dans le sang des femmes en couches et y produire des modifications telles qu'il ne possède plus du tout son pouvoir excitant sur le système nerveux, et qu'il se produise en quelque sorte une véritable asphyxie de ce dernier, asphyxie fatale, qui entraîne à sa suite la déchéance complète de toutes les fonctions de l'organisme et par conséquent la mort instantanée.

L'observation suivante, recueillie par nous à l'époque où nous étions externe à l'hôpital de Grenoble, va mettre en évidence les faits que nous venons d'énoncer.

PREMIÈRE OBSERVATION

Empoisonnement puerpéral produit au dixième jour. — Mort subite.

Louise V..., âgée de 22 ans, constitution lymphatique, entre à la Maternité de Grenoble le 8 octobre 1871, enceinte de neuf mois ; sa grossesse a été naturelle, aucune maladie n'est venue la troubler. Le 13 octobre, elle accouche d'un enfant bien portant. L'accouchement se fait sans que rien ne vienne entraver sa marche ; aucune hémorrhagie ne se produit. Le premier et le deuxième jour, tout se passe à l'ordinaire ; le troisième, la malade se sent appétit ; elle mange un peu le matin, et vers le soir elle est prise de douleurs hypogastriques se révélant par des accès irréguliers, mais de peu de durée. Le docteur Dufresne, appelé, introduit la main dans l'utérus, et ne constate aucun caillot.

Le sixième jour, un mouvement fébrile se déclare, mais cède au bout de deux jours par l'administration du sulfate de quinine. Cependant la malade semble être inquiète, quoique les diverses fonctions s'accomplissent d'une façon régulière. Son appétit est assez faible, et le pouls a un peu de fréquence ; mais la respiration est normale et le ventre souple et non douloureux, quoique légèrement tuméfié.

Les choses en étaient ainsi quand le lendemain la malade vient pour s'asseoir sur son lit, et expire en retombant sur ce dernier, à dix heures.

L'autopsie fut faite par M. Dutret, interne de service, vingt-huit heures après la mort, en présence du docteur Dufresne, et voici ce qu'on trouva :

L'utérus, revenu sur lui-même, était complétement vide et ne présentait rien de particulier. Les sinus utérins, disséqués avec soin, sont entièrement fermés ; le péritoine çà et là parsemé de quelques points ecchymosés, à l'exception de sa partie inférieure gauche, qui est recouverte d'une légère couche de fibrine non encore organisée. La cavité du péritoine contient à peu près sept à huit cents grammes de liquide blanchâtre, au milieu duquel nagent des grumeaux de fibrine ; les poumons n'ont rien d'anormal; les deux cavités de la plèvre contiennent également du liquide ; celle du côté gauche en contient environ 300 grammes, tandis qu'on en remarque une faible quantité dans l'autre. Les plèvres sont complétement saines. Le péricarde présente également une certaine quantité de liquide ; son feuillet viscéral est légèrement œdématié. Le cœur a son volume et son aspect normaux ; le cœur droit est vide, mais le cœur gauche contient du sang très-liquide, au milieu duquel se montrent quelques caillots, dont l'origine ne date qu'après la mort. Dans ce cas, la mort ne paraît pas avoir d'autre cause que l'empoisonnement puerpéral. Cette liquidité anormale du sang ne peut point être rapportée à d'autres phénomènes ; d'ailleurs, les quantités de liquides répandus dans les diverses cavités séreuses, cette tendance du sang à l'extravasation, démontrent déjà des modifications apportées à sa constitution. Au reste, les caractères de l'épanchement péritonéal, spéciaux aux maladies puerpérales, ne sauraient ici faire l'objet d'un doute. La mort, chez cette accouchée, s'est produite par syncope, syncope qui a été amenée par une véritable sidération nerveuse sous l'influence du poison puerpéral.

Nous ferons remarquer que les morts subites par empoisonnement puerpéral se produisent généralement sept à huit jours après l'accouchement. Cette règle, cependant, ne saurait avoir une exécution rigoureuse.

L'observation suivante, que le docteur Keith a présentée à la Société obstétricale d'Édimbourg, vient encore confirmer notre théorie :

OBSERVATION II

Au mois de novembre 1850, ce médecin fut appelé pour accoucher une dame enceinte pour la première fois. Elle mit au monde deux jumeaux, après un travail assez fatigant qui nécessita l'application du forceps pour le premier enfant, et la traction par les pieds pour le second. La malade avait été accouchée avec le chloroforme et maintenue pendant treize heures sous l'influence de cet agent anesthésique. A la suite de l'expulsion du placenta, il y eut une abondante hémorrhagie, qui s'arrêta heureusement par la contraction de l'utérus. Néanmoins la malade resta en syncope pendant un certain temps. Jusqu'au cinquième jour, tout parut aller bien, surtout relativement à des accidents aussi graves. Les suites de couches marchèrent naturellement. La malade avait du lait, bien qu'en petite quantité ; elle mangeait avec appétit, et, à part une douleur assez vive qu'elle avait ressentie le deuxième jour à la partie inférieure de la région lombaire, elle ne se plaignait de douleur nulle part. Cependant il y avait un certain degré d'inquiétude, et la malade éprouvait une sensation indéfinie de malaise qu'elle ne savait à quoi rapporter. Le pouls était un peu plus serré et plus petit qu'à l'ordinaire. Dans la matinée du cinquième jour, la garde annonça à M. Keith que la malade avait passé une bonne nuit et qu'elle désirait manger. M. Keith fut frappé de la faiblesse et de la fréquence du pouls, et chargea la garde de le faire appeler s'il survenait quelque chose de particulier. Effectivement, deux heures après on l'envoya chercher. Pendant son absence, M. Duncan fut appelé et la trouva sans pouls, la face cyanosée, la respiration très-gênée, mourante enfin.

L'administration d'une grande quantité de champagne et d'eau-de-vie parut la ranimer; mais le pouls ne reparut pas à la radiale, et quelques heures après elle s'éteignait. L'autopsie montra un abondant épanchement séreux dans le péritoine, avec de fausses membranes molles et récentes à la surface de l'intestin, sans aucune inflammation de l'utérus. Les cavités droites du cœur étaient distendues par une grande quantité de fibrine décolorée et offrant une assez grande consistance dans l'oreillette, dans un point particulier où il y avait adhérence entre ce caillot et la paroi auriculaire.

Cette observation, citée par Mac Clintock, me semble avoir été par lui faussement interprétée, lorsqu'il regarde comme cause non douteuse de la mort le caillot sanguin qui obstruait les cavités du cœur. Ne voyons-nous pas, en effet, l'épanchement péritonéal et les fausses membranes qui recouvraient l'intestin, accuser l'existence d'un empoisonnement puerpéral dont l'idée avait été déjà entrevue par Simpson, et qu'il regardait la mort comme la conséquence d'une péritonite puerpérale dans laquelle ces symptômes avaient été moins marqués que d'habitude?

Il n'est pas nécessaire, pour qu'il y ait empoisonnement puerpéral, qu'il existe fatalement une épidémie, et bien qu'il coexiste souvent avec cette dernière, on conçoit très-bien que, puisque le poison puerpéral est le produit de l'altération de l'air par les lochies et autres sécrétions, chaque femme puisse devenir pour elle-même son foyer infectant dans des circonstances atmosphériques appropriées. C'est d'ailleurs ainsi que débutent toutes les épidémies.

Nous allons maintenant citer une observation, due à M. Villeneuve (de Dijon), où les symptômes semblent révéler facilement les effets d'un empoisonnement puerpéral.

OBSERVATION III.

Il s'agit d'une jeune femme de 22 ans, primipare, fortement constituée, et d'un assez bel embonpoint, qui, après un travail de quarante-huit heures, accoucha naturellement et fut prise, le sixième jour après l'accouchement, d'un mouvement fébrile que rien n'expliquait, si ce n'est l'état saburral des premières voies, lequel dura jusqu'au quinzième ou seizième jour. Après quoi, la malade reprit un peu d'appétit et sembla s'acheminer vers une guérison complète, lorsque, le vingt-sixième jour, elle eut, pendant son sommeil, un mouvement convulsif qui la souleva de son oreiller sur lequel elle retomba morte.

Maintenant, voici le phénomène sur lequel M. Villeneuve veut appeler l'attention : le pouls de cette malade, qui était en général très-régulier, cessait de l'être de temps à autre, et alors subitement, sans cause connue, il devenait d'une irrégularité extrême, et le cœur offrait des mouvements convulsifs, tumultueux, désordonnés, impossibles à décrire.

Ce phénomène, qui devait se reproduire plusieurs fois dans la journée, durait d'une demi-minute à une minute, ou une minute et demie, puis cessait tout à coup, et tout rentrait dans l'ordre, sans qu'il en restât aucune trace et sans que la malade eût conscience de ce qui venait de se passer en elle.

Une seule fois, M. Villeneuve a observé la coïncidence de la reproduction de ce phénomène avec une légère impression morale produite par quelques petits cris de son enfant.

Il ajoute que ni la percussion, ni l'auscultation, ni le toucher ne faisaient percevoir le moindre signe qui révélât la présence d'une lésion quelconque, soit thoracique, soit abdominale. Les battements du cœur n'étaient même, pendant les mouvements tumultueux, désordonnés, accompagnés d'aucun bruit anormal.

Certainement, l'investigation cadavérique ayant manqué à cette observation, on ne peut se livrer ici qu'à des conjectures probables ; mais l'examen des régions thoraciques et abdominales n'ayant révélé aucune lésion, cette mort me semble devoir être mise sur le compte de l'empoisonnement puerpéral. Ce mouvement fébrile survenu le huitième jour des couches, cet état saburral et ce mouvement convulsif de l'heure dernière, ne sauraient être causés que par une intoxication puerpérale.

CHAPITRE II

THROMBOSE ET EMBOLIE DE L'ARTÈRE PULMONAIRE

La deuxième cause de mortalité chez les femmes en couches est une tendance du sang à la coagulation spontanée. Sous l'influence de l'état puerpéral, le sang, que les anciens appelaient l'*âme de toute chair*, et Bordeu la *chair coulante*, se modifie dans sa vitalité et dans sa constitution chimique. Cette tendance a pour effet de produire des thromboses et des embolies dans les vaisseaux des organes centraux ou dans les vaisseaux périphériques, et de les amener vers ceux-ci ; ces caillots sanguins, entraînés dans les courants circulatoires, peuvent produire des désordres plus ou moins considérables selon qu'ils empêchent par leur arrêt l'arrivée du sang dans des organes essentiels à la vie, ou qu'ils obstruent la circulation dans des organes d'une nécessité secondaire. C'est ainsi que ceux qui sont transportés ou qui s'arrêtent dans le cœur ou le poumon produisent la mort, les uns par la syncope, les autres par l'asphyxie.

Déjà Van Swieten avait dit : «Lorsque des masses polypeuses ou coagulées dans la cavité du cœur droit sont poussées dans l'artère pulmonaire, c'en est fait de la vie. » Les embolies cérébrales ne s'observent que très-rarement.

La modification du sang chez les femmes en couches commence à se montrer au début de la grossesse et atteint son summum d'intensité au dernier mois.

«Regnault a examiné le sang de vingt-cinq femmes enceintes à des époques diverses, et l'a trouvé ainsi constitué (1) :

Époque de la grossesse	Eau	Albumine	Matières extractives	Globules	Fibrine
Du 2me au 7me mois...	779,97	69,24	10,17	127,04	2,58
— —	809,19	68,31	9,35	109,90	3,25
— 8me mois...	816,07	62,28	10,27	103,45	3,92
— 9me mois...	816,31	66,51	10,24	100,46	4,18

« Ce tableau démontre que, au fur et à mesure que la grossesse avance, les femmes deviennent de plus en plus chlorotiques. La proportion d'eau contenue dans le sang augmente d'une façon progressive en même temps que l'albumine ; les globules subissent une diminution de plus en plus sensible : c'est ainsi que le chiffre de l'albumine descend de 69,24 à 65,51. Les globules, dont le chiffre ne dépassait pas 127 au début de la grossesse, tombent à 109,90 au septième mois, et arrivent à 100,46 à la fin de la gestation. Un abaissement notable s'est effectué aussi dans la quantité des sels. D'une autre part, l'élément plastique, la fibrine, qui avant la grossesse ne dépassait pas 2,58, suit une progression ascendante. A sept mois elle atteint le chiffre de 3,25, à neuf mois celui de 4,18.

« Il existe donc à l'état physiologique, chez les femmes grosses, une tendance du sang des nouvelles accouchées à se coaguler dans les veines, ausssi bien que la formation des concrétions polypiformes du cœur. La diminution des sels du sang doit entrer aussi en ligne de compte. »

Si maintenant à cette disposition spéciale du sang à se coaguler, viennent se joindre la phlébite des diverses veines du corps, soit de celles des membres inférieurs, ou *Phlegmatia alba dolens*, ou celle des veines du bassin, etc., on concevra facilement que ce nouvel état des veines constituera une circonstance favorable de plus pour

(1) Hervieux, *loc. cit.*

produire des coagulums sanguins. Ceux-ci, d'une façon générale, se forment dans les vaisseaux capillaires, et une fois que les petits vaisseaux sont obstrués, ils sont entraînés dans le centre circulatoire où ils se fixent, soit dans le cœur, soit dans l'artère pulmonaire.

Je signalerai, en passant, comme circonstances favorables de l'arrêt de ces embolies le lieu d'intersection de deux artères où le caillot semble se mettre à cheval sur l'éperon qu'elles forment.

Cependant, la formation du thrombus ne se produit pas toujours de la sorte; la coagulation du sang, sous l'influence de l'état puerpéral, peut se faire dans l'artère pulmonaire, et l'autopsie montre le coagulum dans le lieu même de son origine.

Ball prétend que lorsque le caillot est entraîné dans le courant circulatoire, l'extrémité tournée du côté du cœur est arrondie, ses angles sont effacés, sa surface polie, tandis que l'autre extrémité, tournée du côté de la périphérie, au lieu de se terminer tout d'un coup, présente une surface allongée et une terminaison filiforme.

Cette description ne paraît pas, d'après les observations jusqu'ici recueillies, avoir une confirmation suffisante pour être adoptée d'une manière définitive.

Un point très-important, l'embolus étant trouvé, c'est de déterminer s'il est de formation récente ou ancienne. A cet effet, on remarque que les embolus nouvellement formés ne présentent pas d'adhérences avec les parois artérielles où ils sont arrêtés; ils sont juxtaposés aux parois des vaisseaux, et n'ont reçu aucune modification dans leur forme intérieure, à tel point qu'on peut, des précautions étant prises, remettre le caillot dans le point de la veine où il a été formé, et constater qu'il se moule sur ses parois.

On aura ainsi une certitude mathématique de l'endroit où il a été formé. «Si toutefois, dans sa migration, il s'était pelotonné sur lui-même, on peut, en le développant, lui rendre sa forme primitive et découvrir la veine où il a pris naissance. (1) »

(1) Hervieux, *loc. cit.*

« Virchow, en déroulant ainsi un thrombus fibrineux, lui aurait rendu la forme arborescente qu'il devait aux prolongements ramifiés représentant les veines tributaires du tronc principal. »

On pourra de plus s'adresser au microscope et à l'analyse chimique pour reconnaître l'âge d'un caillot : tout coagulum présentant des signes de dégénérescence graisseuse aura une origine assez ancienne. Charcot et Ball ont d'ailleurs démontré que le sulfure de carbone est le meilleur réactif pour reconnaître les différentes modifications subies par la fibrine. Ces diverses remarques sur l'âge du coagulum auront pour conséquence de déterminer, à l'autopsie, si la mort subite a été réellement l'effet du caillot.

La théorie de Virchow, relativement à la formation des embolies, ne me semble pas admissible pour tous les cas de mort subite dans l'état puerpéral. On sait, en effet, que le professeur de Berlin prétend qu'il ne peut pas y avoir embolie pulmonaire, s'il n'existait auparavant d'autre embolie, et qu'il donne comme cause d'embolie des coagulums formés dans les veines utérines, que la nature aurait institués pour arrêter l'hémorrhagie.

Cette théorie, émise déjà par Cruveilhier dans son *Anatomie pathologique*, a été confirmée par les travaux de Simpson, Robert Lee, Beau, Lancereaux, et par ceux plus récents de Perrin, Lavirotte, Perroud et Gayet. Il pourrait bien se faire, comme le pense Perroud, que les accidents qui se produisent pendant la grossesse, tels que les spasmes, les palpitations, que l'on attribue quelquefois à la sensibilité nerveuse, ne reconnaissent pas d'autre cause qu'une très-grande plasticité du sang. Hervieux, cependant, prétend n'avoir jamais trouvé dans ses dissections les veines utérines pleines des caillots dont il est fait mention ci-dessus, et regarde la plasticité du sang comme la seule cause de la thrombose. M. Jacquemet admet également une altération particulière du sang qui prédispose à la coagulation spontanée dans l'artère pulmonaire et produit la mort, soit subitement si la lumière du vaisseau est bouchée complétement, soit d'une manière rapide si l'hématose peut encore se faire partiellement. C'est l'opinion à laquelle nous nous rallierons, parce que cette coagulation spontanée nous semble apte à produire plus fréquemment la mort subite que celle de Virchow.

Il est presque toujours possible, cliniquement, de différencier les caillots migrateurs, donnant lieu à des troubles subits et rapidement mortels, des caillots autochthones. Ceux-ci, eneffet, signalent leur présence par des troubles qui deviennent soudainement excessifs, tandis que les caillots migrateurs n'arrivent à suspendre la vie que par une progression rapide.

Symptômes. — En général, les symptômes éclairent peu le diagnostic : leur marche est rapide et l'observateur troublé. Dans tous les cas, la mort a toujours lieu par asphyxie ou par syncope. Les phénomènes des morts subites ou rapides ont donc tous rapport à l'asphyxie ou à la syncope, ainsi que l'avait déjà observé Virchow. Si la mort a lieu d'une façon subite dans l'acception la plus rigoureuse du mot, aucun symptôme ne se produit, si ce n'est le sentiment de la vie qui s'échappe, quelques mouvements convulsifs de la face et l'apparition du repos le plus complet dans les mouvements respiratoires et circulatoires. C'est ce qui a lieu ordinairement dans la syncope.

Quand la vie a mis quelques minutes ou davantage pour disparaître, la dyspnée est subitement portée à son comble ; tous les muscles inspirateurs se contractent pour dilater la poitrine et faire appel à l'air ; le cœur est immédiatement dans une excitation et une agitation extrêmes ; des mouvements convulsifs s'observent dans les différentes parties du corps.

Tous ces phénomènes viennent confirmer une des lois les plus générales de la physiologie, et dont on trouve l'application à peu près partout : « c'est que les propriétés vitales des éléments sont exaltées avant de disparaître. » A cette période d'excitation succède bientôt l'affaissement, au désordre succède une rapidité insolite. La face devient cyanosée, les lèvres violacées et les sueurs froides et visqueuses inondent le corps et obligent la vie à se retirer de ses derniers retranchements. Ce sont généralement les symptômes produits par l'asphyxie.

Nous allons maintenant étayer nos données par quelques observations empruntées à divers auteurs. La première est du Dr Havers, les deux suivantes sont rapportées par Hervieux.

OBSERVATION IV

Oblitération de l'artère pulmonaire. — Mort subite.

Une dame délicate, âgée de 34 ans, fut délivrée par M. Havers de son second enfant, après un travail naturel et facile. L'expulsion de l'arrière-faix présenta quelques difficultés, et fut suivie d'une hémorrhagie si soudaine et si violente, qu'elle mit sa vie en danger. Ceci se passait le 18 août, et les choses marchèrent favorablement jusqu'au 23, où M. Havers remarqua de l'agitation dans les manières. La malade disait avoir passé une mauvaise nuit, avoir eu des palpitations et de la gène au creux de l'estomac, qu'elle attribuait à la distension de ses seins. Langue légèrement chargée; pouls vif et faible. Ces symptômes parurent céder à un purgatif, et tout alla bien jusqu'au 30 août. Depuis quelque temps, la malade s'asseyait tous les jours sur un sofa.

Ce jour-là, cette dame se trouvait en très-bonne disposition, avait déjeuné de bon appétit et de bonne heure ; elle dit à la garde qu'elle se trouvait si bien, qu'elle s'habillerait elle-même; mais pendant qu'elle s'habillait, elle retomba sur son lit; la garde accourut auprès d'elle, remarqua un peu d'écume à la bouche et de légères convulsions de la face. Elle prononça quelques mots d'une voix faible, se coucha sur le dos et expira. Tout cela s'était accompli en quelques minutes.

M. Paget assista à l'autopsie, qui fut pratiquée quarante-huit heures après la mort. A l'exception d'une cicatrice d'un ancien abcès au sommet du poumon droit, et de l'état particulier du cœur qui va être indiqué, tous les organes furent trouvés sains. Le cœur était pâle et aminci, surtout le ventricule droit, qui contenait un peu de sang noir. Chacune des artères pulmonaires contenait un caillot sanguin qui en oblitérait presque complétement le calibre.

Les principaux caillots avaient un pouce et quart de long ; ils étaient moulés et solides, et, dans certains points, adhérents aux parois des vaisseaux. En suivant les divisions des artères, on trouva, jusque dans les plus petites ramifications, de nombreux caillots plus petits, mais présentant exactement les mêmes caractères. (*Medical Times and Gazette*, février 1852.)

OBSERVATION V

Oblitération de l'artère pulmonaire et de ses deux branches par des concrétions sanguines. Mort subite.

Le 19 août 1863, une jeune femme accoucha à la Maternité de Paris régulièrement et à terme.

Aucun accident n'est venu compliquer ses suites de couches.

Le 8 septembre, vingt jours après l'accouchement, elle se lève pour la première fois ; elle se sent bien, cause avec la sage-femme et annonce qu'elle partira le lendemain. Elle était debout depuis cinq minutes, lorsque l'élève la voit pâlir ; ses traits s'altèrent, les forces lui manquent ; on lui parle, elle ne répond pas ; on l'assied sur une chaise, elle se laisse choir jusqu'à terre. Quelques mouvements convulsifs se manifestent du côté de la face, et au bout de quelques secondes la malade a cessé de vivre.

Autopsie. — Rien du côté du péritoine. L'utérus est sain et revenu sur lui-même. Plèvres intactes ; poumons légèrement congestionnés à la partie postérieure.

Le cœur droit est distendu par du sang liquide et noir. Le gauche est contracté, à parois épaisses. Dans l'artère pulmonaire, on trouve un amas de caillots de sang noir et de fibrine en masses denses et résistantes. L'un d'eux se fait remarquer par son volume, par sa couleur grisâtre, un peu rosée, et par sa résistance aux tractions qu'on exerce sur lui. Obstruant le tronc et les deux branches de l'artère pulmonaire, les concrétions sanguines et fibrineuses ne se prolongent pas dans les divisions de ces derniers vaisseaux.

Les veines du cou, les veines-caves supérieure et inférieure, les veines du bassin, celles de la cuisse, disséquées avec soin, ne contiennent aucun caillot.

Le cerveau a son aspect normal.

OBSERVATION VI

Phlébite utérine. Oblitération des cavités droites du cœur et de l'artère pulmonaire par des concrétions sanguines.— Mort subite.

Primipare. Accouchement facile le 19 février 1853. Bonne santé antérieure, sauf une toux catarrhale.

Le 20 février, douleurs dans le côté droit de la matrice, qui disparaissent après une application de douze sangsues.

22. — Les douleurs reparaissent avec fièvre intense et gonflement tympanique du bas-ventre.

24. — Après plusieurs émissions sanguines locales, la sensibilité n'existe plus qu'à une pression assez vive, et la fièvre a diminué. Le soir, accès de dyspnée intense, avec constriction épigastrique douloureuse, anxiété, toux sèche, accélération du pouls. L'auscultation ne fait découvrir que des râles muqueux des deux côtés de la poitrine. Une saignée fait disparaître ces accidents.

Les jours suivants, la sensibilité hypogastrique disparaît, la toux et la fièvre diminuent; l'appétit et le sommeil reviennent; la malade se sent faible, et la face n'a pas encore son expression de vivacité habituelle.

Ces symptômes parurent céder à l'administration du sulfate de quinine, et la convalescence paraissait assurée quand, le 3 mars après le souper, survient subitement une vive douleur à l'épigastre, avec anxiété et gêne respiratoire, et la mort arriva au bout de quelques minutes.

A l'autopsie, on ne trouve rien dans le cerveau et les poumons, sauf un peu d'œdème de ces derniers.

Les deux cavités droites du cœur et l'artère pulmonaire, jusque dans ses petites divisions, sont remplies par des caillots sanguins, d'apparences différentes : les uns mous et noirs, les autres consistants, d'un gris rougeâtre, plus ou moins décolorés ; d'autres enfin contiennent une masse grisâtre, faiblement grenue et d'aspect purulent. Les parois de l'artère en sont légèrement imbibées.

Rien dans le cœur gauche. Les veines de la matrice renferment du pus concret, surtout vers les ligaments larges.

OBSERVATION VII

Phlébite utérine. Gangrène blanche de la vulve ; gangrène noire de la peau de l'abdomen consécutivement à l'application d'un vésicatoire. Oblitération des cavités du cœur et des artères pulmonaire et aorte par des concrétions sanguines. — Mort subite.

Jeune fille de dix-huit ans, un peu pâle, mais douée d'un certain embonpoint et d'apparence robuste. Travail régulier, accouchement facile, délivrance naturelle, le 5 janvier 1865.

12 janvier. — Frissons, fièvre et douleurs abdominales qui nécessitent l'application d'un large vésicatoire sur la région hypogastrique. On constate en outre, à la face interne de la moitié inférieure de l'anneau vulvaire, une gangrène d'apparence particulière et très-distincte des eschares vulvaires, si communes chez les femmes en couches. Cette gangrène consistait en une pulpe blanche d'une puanteur horrible, pulpe qui n'avait rien de commun avec les fausses membranes de la diphthérie. C'était une sorte de bouillie

sans organisation, sans consistance, qui ne pouvait s'enlever ni par plaques, ni par lambeaux, si petits qu'ils fussent. Je traitai cette gangrène par l'éponge imbibée d'eau chlorurée, qui, malgré ses propriétés désinfectantes bien connues, ne put réussir à détruire complétement l'odeur gangréneuse, qui était renversante.

Pendant le cours de ce traitement, le vésicatoire hypogastrique devint, trois jours après son application, extrêmement douloureux. Nous ne réussîmes à calmer ces douleurs que par l'opium à haute dose à l'intérieur, et les cataplasmes fortement laudanisés à l'extérieur. Malheureusement, ces douleurs n'étaient que le signal de la production d'une gangrène qui, dans l'espace d'une nuit, s'empara de toute l'étendue de la surface occupée par le vésicatoire. Deux jours après, une suppuration abondante s'établissait dans la partie sphacélée, suppuration qui continua tous les jours suivants.

18. — La gangrène vulvaire prenait un bon aspect; la surface du vésicatoire, quoique en pleine suppuration, offrait une apparence satisfaisante. Il existait toujours de la fièvre, il est vrai, mais l'expression faciale était rassurante.

La langue était bonne, la malade avait mangé la veille et sollicitait encore des aliments. Rien ne faisait prévoir une catastrophe imminente, lorsque cette femme, qu'on avait levée un instant après la visite pour faire son lit, annonça qu'elle se trouvait mal. Vite, on la replaça dans la position horizontale; mais, au lieu de se remettre de cette défaillance, elle dit qu'elle se sentait mourir, et en effet expira aussitôt.

Autopsie. — Les parties qui étaient le siége de la gangrène vulvaire étaient comme épaissies, altérées dans leur texture, fortement indurées et beaucoup plus volumineuses qu'à l'état normal.

La paroi antérieure de l'abdomen présentait, sur les parties où le vésicatoire avait été appliqué, une vaste eschare, d'un millimètre et demi à deux millimètres d'épaisseur, dans les trois quarts environ de son étendue. Mais à gauche de la ligne médiane, au voisinage de la fosse iliaque, la paroi tout entière et le tissu adipeux sous-jacent, dans une épaisseur d'un centimètre et demi, étaient manifestement sphacélés. Le tissu adipeux, fortement induré, comme squirrheux, était d'un gris blanchâtre piqueté de noir, au lieu d'offrir la couleur jaune que l'on constatait dans les parties saines environnantes.

Pas la moindre trace de péritonite. L'estomac et les intestins sont transparents, lisses, exempts de toute altération, à l'extérieur comme à l'intérieur. Foie, rate et reins parfaitement sains.

Le tissu de l'utérus est ferme, sain en apparence, et de couleur nacrée rose, comme à l'état normal. Mais il est parcouru sur plusieurs points par des sinus remplis, ici par des concrétions fibrineuses jaunâtres consistantes, là par une matière plus molle et plus liquide de même couleur, ailleurs par un liquide entièrement semblable au pus phlegmoneux.

Les cotylédons utérins sont énormes, d'aspect gris noirâtre et si exubérants qu'on les prendrait pour une portion de placenta encore adhérente.

Ces cotylédons, incisés, ressemblent à une éponge imbibée de pus. Débarrassés par le lavage de la bouillie noirâtre et fétide qui les recouvre en même temps qu'elle tapisse toute la face interne de l'utérus, ils présentent en plusieurs endroits des détritus noirâtres plus ou moins adhérents, qu'il est facile de reconnaître, malgré leur petit volume, pour des parcelles d'un tissu sphacélé. Au niveau du point où s'insèrent les ligaments larges, diverses coupes montrent les veines latérales de l'utérus remplies de pus ou d'un liquide puriforme, et le tissu cellulaire péri-veineux considérablement épaissi et infiltré de lymphe plastique ou de pus. Pas de pelvipéritonite.

Poumons sains, à peine engoués à leur base. Cœur plus volumineux qu'à l'état normal.

En ouvrant les cavités droites, on trouve le ventricule de ce côté occupé par un caillot volumineux, d'une certaine consistance, entièrement décoloré, enchevêtré dans les colonnes charnues de la paroi, d'où l'on a beaucoup de peine à le détacher, et se prolongeant dans l'artère pulmonaire qu'il distend jusqu'à sa bifurcation, sans la dépasser à droite et à gauche de plus d'un centimètre environ. Les divisions de l'artère pulmonaire de deuxième et de troisième ordre sont libres. Le ventricule gauche renferme, lui aussi, un caillot, mais moins volumineux et décoloré en partie seulement.

Il se prolonge dans l'aorte, dont il occupe toute la crosse sous la forme d'un cylindre en partie noirâtre, en partie décoloré, d'un centimètre et quart de diamètre, et ne s'arrête que dans l'aorte descendante, à trois travers de doigt environ du passage de ce vaisseau à travers le diaphragme. Ce caillot est beaucoup moins consistant que celui du ventricule droit et de l'artère pulmonaire. Il n'adhère nulle part aux parois cardiaques et artérielles, et si l'on prolonge quelque peu la pression entre les doigts, on réduit considérablement son volume.

Malgré la gangrène dont la vulve, la paroi abdominale antérieure et même quelques points de la face interne de l'utérus avaient été frappés, malgré la phlébite utérine, il me paraît difficile, dans le cas qui précède, de ne pas rattacher la mort subite aux coagulations sanguines dont les ventricules cardiaques et les artères aorte et pulmonaire étaient le siége. Quant à ces coagulations ellesmêmes, elles ont leur raison d'être dans les altérations profondes qu'a dû subir la crase sanguine sous l'influence, soit de l'empoisonnement puerpéral, soit des lésions si graves, phlébite utérine et gangrène, qu'il avait engendrées.

Les deux observations qui suivent, empruntées, l'une à la thèse de Ball et l'autre due au professeur Gosselin, montrent que la thrombose spontanée peut se produire aussi dans les veines pulmonaires et produire le même effet que dans l'artère.

OBSERVATION VIII

Thrombose des veines pulmonaires.— Mort subite survenue au terme de la grossesse.

Une jeune femme, parvenue heureusement au terme d'une seconde grossesse, se plaignait depuis quelques jours d'une douleur assez vive au côté interne de la cuisse gauche; il existait une sensibilité exagérée au contact en cet endroit; pour la soulager, on avait prescrit un repos absolu dans la position horizontale.

Le jour même de l'accident, elle se trouvait dans d'excellentes conditions physiques et morales; elle avait mangé avec beaucoup d'appétit, à trois heures et à six heures de l'après-midi. A huit heures du soir, étant couchée sur son lit, elle pousse subitement un cri, agite violemment les bras et s'écrie: «Oh! ma tête, je ne puis plus respirer, je vais devenir folle, donnez-moi de l'air!»

Pendant cinq minutes, elle est en proie à une violente dyspnée, la main appliquée sur la poitrine, la face livide, les genoux rapprochés du menton. Elle finit par se calmer, et dit à son mari: «Je vais beaucoup mieux à présent.» En disant ces mots, elle expire.

A l'autopsie, on trouve le sang noir et fluide dans toute l'étendue de l'arbre vasculaire, excepté dans les veines pulmonaires, qui sont remplies par des cylindres fibrineux, composés de deux couches stratifiées et renfermant au centre un caillot noirâtre et mou.

La consistance de ces concrétions est assez grande pour permettre de les extraire des vaisseaux et de les manier sans les rompre; enfin le cœur gauche est complétement vide, le système artériel remarquablement étroit; les cavités droites sont distendues par du sang fluide et noir, et les veines offrent une ampleur extraordinaire; la veine-cave inférieure a un pouce et demi de diamètre. Il n'existe de thrombose nulle part.

OBSERVATION IX

Coagulation du sang dans les veines pulmonaires. — Mort subite trois semaines après l'accouchement.

Madame X..., quarante-deux ans, concierge chez M. Charrière, rue de l'École-de-Médecine, n° 6. Accouchement naturel et sans accidents.

Le douzième jour de couches, elle me fait prier, par hasard, au moment où j'entrais dans la maison pour voir un autre malade, de la visiter parce qu'elle éprouve une douleur étrange au mollet gauche. Je trouve, en effet, dans cette région et au côté interne de la jambe, des indurations et des nodosités formées évidemment par une oblitération de la veine saphène interne et de quelques-unes de ses branches. Il y a de la douleur à la pression, point d'œdème, point de rougeur. Je conseille des cataplasmes, et j'insiste sur la nécessité du repos au lit et de la position horizontale. Je ne revis plus la malade.

Trois jours après, on m'appelle en toute hâte. J'apprends que, contrairement à ma prescription, cette femme s'est levée et s'est assise pour dîner. Le repas commence; on l'a vue pâlir et tomber sans connaissance. Son mari et les personnes qui sont auprès d'elle s'efforcent de la réveiller au moyen de vinaigre et d'eau froide, et ne songent qu'après plusieurs minutes à la placer sur son lit horizontalement. Lorsque j'arrive, environ quinze minutes après la perte de la connaissance, la mort a eu lieu, et tous les efforts faits pendant plus d'une heure pour ranimer la circulation sont inutiles. Le surlendemain, je fais l'autopsie avec M. Gaucherand fils.

Aucune lésion du cerveau; ni apoplexie ni congestion dans les poumons, point de rupture du cœur ni des gros vaisseaux, point de perforation de l'estomac ni des autres viscères. Le cœur n'est pas très-gros ; les cavités droites, les veines-caves et l'artère pulmonaire offrent du sang liquide et coagulé incomplétement dans quelques points. Les quatre veines pulmonaires sont oblitérées par un caillot sanguin, depuis leur embouchure dans l'oreillette gauche jusqu'à leur bifurcation, et les premières divisions pulmonaires de ces vaisseaux sont également obstruées par des caillots.

Il m'a paru que la mort avait dû résulter de l'obstacle apporté à la circulation des veines pulmonaires, et que cette coagulation s'expliquait de deux manières : 1° par la modification en vertu de laquelle la coagulation s'était déjà faite dans la saphène, dont j'ai trouvé la surface interne à peine enflammée ; 2° par la syncope qui a dû survenir au moment où cette femme s'est levée pour dîner après être restée quelques jours au lit, et dans le cours de laquelle s'est probablement opérée la coagulation qui a empêché la circulation de se rétablir.

CHAPITRE III

PRÉSENCE DE GAZ DANS LE CŒUR ET DANS LES VAISSEAUX

La troisième cause de mort subite dans l'état puerpéral est la présence de gaz dans les vaisseaux sanguins. Bien que depuis une vingtaine d'années elle ait été l'objet de discussions et de travaux scientifiques importants, cette question n'est pas neuve. Déjà Radi, il y a deux siècles environ, avait montré qu'on pouvait tuer des animaux en faisant pénétrer de l'air dans leurs veines ; et plus tard, Néry (1707) observait l'introduction spontanée de l'air par des veines ouvertes. Ce ne fut guère qu'après les recherches de Legallois fils, et des faits présentés par Baudelocque à l'Académie de médecine, faits dans lesquels Baudelocque avait observé deux fois la présence de gaz dans le cœur sur des femmes mortes subitement après un accouchement suivi d'hémorrhagie abondante, que l'éveil fut donné sur ce point de l'obstétrique.

On constata la coïncidence, sans cause connue, des gaz dans les vaisseaux, et de la mort subite (témoin l'observation de Taylor cité par Moynier, celles de Lionnet en 1845 et de Cazeaux ; celles de Bessems et de Berry), et on chercha à se l'expliquer. Une question naturelle, et qui se présenta pour la première fois à l'esprit de Moreau père à l'occasion des faits de Baudelocque, était de savoir si ces gaz trouvés aux autopsies des morts subites étaient le fait de la décomposition cadavérique, ou s'ils s'étaient produits dans l'organisme pendant la vie.

La première hypothèse se résolvait d'elle-même, puisque, dans la plupart des cas de mort subite consignés dans la science, la décomposition cadavérique n'était point signalée, et que, l'heure de l'autopsie étant connue, elle était trop rapprochée de la mort pour que la décomposition eût pu avoir lieu.

Restait alors la deuxième hypothèse, c'est-à-dire la production de ces gaz pendant la vie.

S'étaient-ils formés par suite d'une décomposition du sang, ou bien ces gaz venaient-ils de l'extérieur? Certainement l'analyse chimique de ces gaz aurait pu immédiatement éclairer la question; malheureusement elle ne fut faite que dans un cas qui est l'observation rapportée par M. Hervieux, observation où l'autopsie, faite avec toutes les précautions et la délicatesse qu'elle exigeait, contribuera pour beaucoup à résoudre la question. Nous aurons d'ailleurs l'occasion d'y revenir et de la décrire tout au long.

Les deux premières théories qui furent émises pour expliquer ce fait furent la théorie de la pénétration des gaz par les veines utérines, et celle de la pénétration des gaz par la voie pulmonaire.

PÉNÉTRATION DE L'AIR PAR LES VEINES UTÉRINES

Legallois fils, s'appuyant sur les expériences de son père, soupçonna que la mort subite pourrait être le résultat de la pénétration de l'air dans l'organisme par les veines utérines. Cette supposition, confirmée par les expériences de Cormack, fut adoptée également par Bessems et par Bérolles, ce dernier dans sa thèse *sur un nouveau genre de pneumatose se développant à la suite d'hémorrhagies abondantes.*

Voici comment ces divers auteurs expliquent le mécanisme de la pénétration de l'air par les veines utérines. On sait que les veines utérines présentent, pendant l'état de gestation, quatre caractères principaux, savoir : une amplitude extraordinaire, absence d'inoculation et de valvules, et terminaison à la surface interne de l'utérus, au niveau de l'insertion du placenta, par des orifices largement béants. Si l'utérus est examiné très-peu de temps après la délivrance à terme, ces ouvertures sont assez larges pour admettre une plume à écrire et quelques-unes pourraient même laisser pénétrer le petit doigt sans déchirure.

Pendant la contraction de l'utérus, toutes ces ouvertures sont hermétiquement closes, mais s'il vient à se relâcher, elles s'entr'ouvrent plus ou moins. Il suit de là que la même condition de l'organe qui produit l'hémorrhagie est celle qui est indispensable pour la pénétration de l'air, de sorte que celle-ci, lorsqu'elle se produit, est presque nécessairement précédée ou accompagnée d'hémorrhagie.

Il reste un point important à connaître, c'est de savoir si l'air peut pénétrer dans la cavité utérine. Or le docteur Meigs (de Philadelphie) et Mac Clintock assurent avoir vu l'air s'échapper de la cavité utérine après la délivrance. Berolles ouvrait jusqu'au cou les deux veines-caves à deux chiens qu'il plongeait dans un bain à 20 degrés; les ayant fait périr séance tenante, il trouvait à l'autopsie des bulles d'air dans le cœur, les veines et surtout les petits vaisseaux. Simpson et Berry ont d'ailleurs constaté la présence de bulles d'air dans les veines et les sinus utérins, dans leurs observations.

Ce sont là autant de faits qui ont paru très-concluants à beaucoup de médecins qui l'ont adoptée; mais l'application de cette théorie n'est pas aussi générale qu'on le croit; il devient, en effet, difficile d'expliquer par elle la présence des gaz survenant chez les femmes en couches assez longtemps après leur accouchement. Pour ces cas particuliers, et ce ne sont pas les moins nombreux, la béance des sinus utérins ne peut nullemeut être invoquée; et d'ailleurs, si elle rend compte de la présence des gaz dans le système veineux, elle ne motive nullement la présence des gaz dans le cœur gauche et le système artériel.

PÉNÉTRATION DES GAZ PAR LA VOIE PULMONAIRE

Cette théorie, à laquelle se rattachent cependant des noms illustres, tels que : Mery, Bichat, Malgaigne, nous semble tout à fait entachée d'erreur. Malgaigne, pour expliquer la pénétration de l'air par les voies pulmonaires, se basait sur un travail de Piedagnel (*Recherches anatomiques et physiologiques sur l'emphysème des poumons*), d'où il résulte que sur un cas de mort subite à la suite de l'emphysème pulmonaire, il y avait eu pénétration de l'air par rupture des vésicules pulmonaires.

J'ai dit que cette théorie était erronée. En effet, pour qu'elle soit vraie, il faut : ou bien admettre que l'absorption de l'air en nature par les rayons bronchiques est une chose normale, et il n'est pas, que je sache, de loi physiologique qui puisse être invoquée pour expliquer pareil phénomène ; ou bien il faut admettre comme nécessaire la coexistence de l'emphysème pulmonaire avec l'état puerpéral; celle-ci ne peut pas davantage être admise, car elle constituerait une exception, et une exception n'a jamais suffi pour constituer une loi.

Les faits connus démontrent d'ailleurs que les femmes en couches chez lesquelles on a trouvé des gaz dans les vaisseaux étaient des femmes jeunes et bien constituées, ne présentant aucune lésion anatomique des voies respiratoires.

EXHALAISON SPONTANÉE DES GAZ DANS LES VAISSEAUX

Tel était l'état de la science lorsqu'en 1851 Durand-Fardel présenta à l'Académie un travail intitulé : *Du développement des gaz comme cause de mortalité.* L'auteur de ce mémoire raconte qu'il a fait l'autopsie d'une femme morte subitement au sortir du bain. Cette autopsie, pratiquée vingt-deux heures après la mort, a montré le cœur de cette femme gonflé par des gaz et rempli d'un sang très-spumeux. L'investigation cadavérique, faite avec toutes les minuties désirables, ne montra aucune autre lésion en rapport avec ce phénomène et pouvant expliquer la mort. Durand-Fardel, ne trouvant dans les théories préexistantes aucun moyen d'expliquer le fait qui se présentait à lui, regarda les gaz contenus dans le cœur de cette femme comme produits par une exhalaison spontanée à la suite d'une altération du sang encore inconnue.

Cette théorie, à laquelle adhère M. Hervieux, parce qu'il a constaté, comme nous le verrons tout à l'heure, que les gaz contenus dans le cœur et les vaisseaux étaient, dans ce cas, de l'oxygène, de l'acide carbonique et de l'azote, gaz tous contenus dans le sang, est celle qui semble réunir le plus de suffrages. Elle explique en effet la présence des gaz dans n'importe quel point des vaisseaux, et, de plus, on peut très-bien concevoir que l'oxygène, l'acide carbonique et l'azote, qui existent tous dans le sang en proportions diverses, puissent, sous l'influence d'une cause quelconque encore inconnue, être mis en liberté et aller s'amasser dans quelque point du trajet circulatoire.

L'hémorrhagie qui précède les morts subites, bien loin d'être pour elle un obstacle, est au contraire un argument de plus favorable à cette théorie. Qui ne sait, en effet, que le sang, comme l'a démontré Andral, après des hémorrhagies plus ou moins abondantes, subit des altérations plus ou moins profondes? Cependant elle ne me semble point à l'abri de tout reproche, et je lui trouve le tort de ne point indiquer par quel mécanisme les gaz ainsi contenus en combinaison dans le sang peuvent être détachés de leurs combinaisons. La présence des gaz dans les vaisseaux et leur formation par exhalaison spontanée étant admises, il reste encore un problème à résoudre : comment agit-il pour amener la mort? est-ce, comme l'ont supposé beaucoup de médecins, par une action toute mécanique, c'est-à-dire par la distension rapide de l'une ou l'autre des oreillettes et en les rendant inaptes à se contracter, ou bien se fait-il un mélange des gaz avec le sang, une espèce d'intoxication en quelque sorte ?

Un physiologiste distingué, M. Oré (de Bordeaux), a fait des expériences qui viennent détruire les anciennes hypothèses. Oré a démontré qu'on pouvait injecter, sans accidents, dans les veines, des quantités de gaz oxygène, d'azote, etc., bien supérieures aux volumes des gaz qu'on avait trouvés dans les autopsies de morts subites, sans produire la mort.

Il résulte des expériences de M. Oré qu'on ne peut plus admettre comme cause de la mort la distension mécanique des cavités du cœur ; ce physiologiste pense que l'air a sur la fibre musculaire du cœur une action sédative qui détermine la paralysie plus ou moins complète des parois musculaires du cœur.

Nous allons maintenant reproduire tout au long l'observation de M. Hervieux.

OBSERVATION X

Mort subite au dixième jour des couches. — Autopsie. — Constatation d'une grande quantité de gaz dans le cœur et les gros vaisseaux.

Le 10 juillet 1863, une fille de 22 ans, nommée Marie Fontaine, confectionneuse, enceinte pour la seconde fois, entre à l'hospice de la Maternité et y accouche le même jour d'un enfant du sexe masculin. Expulsion spontanée du fœtus. Délivrance naturelle. Pas le moindre accident jusqu'au 20 Juillet.

Cette femme, d'une bonne santé antérieure et d'une forte constitution, avait été désignée pour remplir les fonctions de nourrice.

Le 20 juillet, les lochies ayant présenté une grande fétidité, on prescrit une injection dans l'utérus avec une infusion de camomille. Cette injection est confiée à une aide sage-femme et pratiquée avec toutes les précautions désirables. La seringue à injection, une fois chargée, est soigneusement privée d'air, et l'on s'assure que le piston, remplissant exactement le calibre du corps de pompe, ne laisse passer au-dessous de lui aucune partie du liquide situé au-dessus. Le col, étant encore largement ouvert, permet l'introduction facile de l'extrémité libre de la canule. La manœuvre est donc aussi simple et aussi méthodique que possible ; elle ne donne lieu à aucune douleur appréciable. Le liquide injecté revient en exhalant une odeur infecte.

Jusqu'au lendemain 21 juillet, point d'accidents ; mais, la fétidité des lochies persistant, on prescrit une nouvelle injection, laquelle est pratiquée à sept heures du soir avec le même liquide et les mêmes précautions que la veille. Cette injection est suivie d'un frisson avec claquements de dents et d'une perte de sang liquide, sans mélange aucun de caillots, et dont la quantité est évaluée approximativement à 750 grammes. Le seigle ergoté est administré, et l'hémorrhagie ne tarde pas à s'arrêter.

Dans le cours de cette même soirée, la malade, s'étant prise de querelle avec une de ses voisines pour un motif des plus insignifiants, se livre à tous les transports de la plus violente colère. Dans un état d'agitation impossible à décrire, elle pousse des cris effrayants et qui mettent en émoi toute la maison. Les conseils, les remontrances, les prières des personnes qui s'empressent autour d'elle, rien ne peut la calmer. Cette colère effrénée prenant les proportions d'une crise nerveuse grave, on fait passer la malade dans les salles d'infirmerie.

L'opium est administré *larga manu* sous la forme pilulaire. Mais ce sédatif reste sans effet, et à minuit et demi la malade expire en proie au paroxysme de la fureur la plus désordonnée.

Le 23 juillet, trente heures après la mort, je procède à l'autopsie, assisté de l'interne de service, Bouchaud.

Le cadavre est frais, bien conservé, sans trace de putréfaction.

Sachant que dans certains cas de mort subite après hémorrhagie utérine on avait trouvé des gaz dans les cavités du cœur et dans les troncs vasculaires, nous apportons un soin tout particulier à l'ouverture des cavités thoracique et abdominale.

Les organes pectoraux étant mis à découvert, nous constatons que le volume du cœur paraît plus considérable que dans l'état normal, que cet organe est arrondi et comme distendu, qu'il cède facilement à la pression du doigt, mais qu'il revient aussitôt à la forme primitive, comme s'il contenait un fluide élastique. En prévision de cette possibilité, nous disséquons avec les précautions les plus minutieuses tous les vaisseaux qui émanent du cœur ou qui y aboutissent, et sur chacun d'eux nous appliquons deux ligatures dans l'intervalle desquelles nous pratiquons ensuite la section des vaisseaux ; le cœur est ainsi détaché de ses connexions sans avoir perdu une seule molécule des fluides qu'il pouvait contenir.

Les poumons sont parfaitement sains et ne présentent aucune trace d'emphysème ou de congestion.

La masse intestinale ayant été écartée par une dissection attentive, nous découvrons le tronc de la veine-cave inférieure qui nous apparaît distendu comme par une injection anatomique. Mais en touchant du doigt sa paroi externe, il est facile de sentir que cette distension est produite, selon toute apparence, par un corps gazeux. Notre intention était de détacher la veine-cave comme nous avions détaché le cœur, c'est-à-dire après avoir lié toutes les branches qui se rendent à ce tronc veineux. Malheureusement, le sujet étant réclamé, et l'heure de l'inhumation approchant, nous ne pûmes nous livrer à cette dissection longue et laborieuse qu'aurait nécessitée une telle opération.

La pointe du scalpel ayant été portée sur la veine-cave, le gaz qu'elle renfermait s'en dégagea en produisant un léger sifflement; il n'avait pas la moindre odeur. Après la sortie du fluide aériforme, les parois de la veine s'affaissèrent complétement.

Ouvert plus largement, le vaisseau laissa échapper un liquide noirâtre et spumeux, évidemment constitué par un mélange de sang et de gaz.

Il importe de remarquer que la distension de la veine-cave par le fluide gazeux avait lieu dans toute son étendue, et qu'elle commençait cette distension à l'oreillette droite, pour s'arrêter au point où la veine-cave reçoit les iliaques primitives.

Celles-ci ne contenaient pas de gaz, le sang qu'on y rencontrait n'était pas écumeux. Il en était de même des veines utéro-ovariques. Ajoutons encore que la veine-cave supérieure (excepté à son origine) et toutes les veines qui y aboutissent, sous-clavières, jugulaires, etc., ne présentaient non plus aucune trace de gaz.

Quant à l'utérus, il n'offrait nul vestige d'inflammation ou de suppuration. Le col, un peu mou et friable, était ecchymosé, mais ne contenait aucun point purulent. Après avoir lavé à plusieurs reprises la face interne de l'utérus, nous aperçûmes, sur la partie de cette face qui correspond au fond de l'organe, deux petites érosions, chacune du diamètre d'une tête d'épingle, érosions auxquelles adhéraient encore de petits caillots d'un rouge vif, et par lesquelles avait dû se faire l'hémorrhagie survenue dans la soirée du 21 juillet.

Les trompes et les ovaires étaient dans un état d'intégrité parfaite.

La boîte crânienne n'a pu être ouverte.

Nous emportons alors le cœur dans le laboratoire de M. le pharmacien en chef, et nous le plaçons dans un seau d'eau immédiatement au-dessous d'une éprouvette plongeant dans le liquide. Une incision étant pratiquée sur le ventricule droit, qui est de beaucoup le plus distendu, de grosses bulles de gaz se dégagent et vont se loger dans la partie supérieure de l'éprouvette. Le ventricule gauche, incisé à son tour, fournit quelques bulles de gaz, mais en quantité beaucoup moindre que les cavités droites.

Le gaz reçu dans l'éprouvette est transvasé dans un flacon et confié, pour être analysé, à un chimiste distingué de l'École normale, M. Desléonet.

Le volume de la quantité de gaz soumis à l'analyse représentait environ celui de 40 à 50 grammes d'eau. Voici le résultat de cette analyse :

Sur 100 parties on a trouvé :

Oxygène...........................	7
Acide carbonique.....................	11
Azote................................	82
	100

Ce sont les mêmes gaz que ceux de l'air ; mais la proportion d'acide carbonique y est considérable et remplace l'oxygène, qui fait défaut.

CHAPITRE IV

SIDÉRATION NERVEUSE

La troisième cause de mort subite, dans l'état puerpéral, est la sidération nerveuse.

Le système nerveux, principe de toutes les synergies vitales, et qui sert de lien à tous les appareils de la vie, peut perdre sa force active sous l'influence de causes multiples que nous rangerons sous trois chefs différents : celles qui se rapportent à l'empoisonnement puerpéral, aux commotions morales et à l'épuisement nerveux.

Empoisonnement puerpéral.— Qu'une femme en couches vienne à entrer dans une salle où l'empoisonnement puerpéral règne à l'état épidémique ou endémique, il peut se faire que l'introduction du poison puerpéral, se faisant chez elle d'une façon soudaine, amène la mort instantanée.

Dans ce cas, la mort aura lieu par ce que j'appellerai l'étonnement nerveux; le système nerveux, surpris d'une façon soudaine par cette cause morbide, aura été désorganisé par elle, bien qu'il eût pu lui résister, si au lieu d'être surpris, il n'y avait été exposé que d'une façon lente et progressive. C'est là une hypothèse qui a bien que rationnelle, ne peut pas être anatomiquement démontrée, car nous ne connaissons aucune lésion qui puisse correspondre à, pareil ordre de faits; mais elle peut être confirmée par les lois physiologiques de l'accoutumance. Si l'action du poison toxique est lente et progressive, il se fait entre l'être qui l'éprouve et ses conditions nouvelles d'existence une sorte d'accommodation qui le garantit dans une certaine mesure.

Une expérience bien simple de Cl. Bernard a mis cette vérité en pleine lumière. Un oiseau est placé sous une cloche remplie d'air, mais hermétiquement fermée; il y épuise graduellement la provision d'oxygène, et lorsqu'il est sur le point de mourir, un oiseau de même espèce est introduit auprès de lui. Celui-ci tombe foudroyé, alors que l'autre continue de respirer encore, si bien qu'après quelques minutes, on peut, en ouvrant la cloche, le voir revenir à la vie et reprendre son vol, tandis que le second entré reste mort.

Si, avec Brown-Sequard, on admet que le sang possède deux propriétés distinctes, celle de nourrir et d'entretenir les tissus qu'il doit à l'oxygène, celle de stimuler ces propriétés qu'il doit à l'acide carbonique, on pourra expliquer la mort par étonnement nerveux, eu égard à l'altération introduite dans le sang par le poison puerpéral, et qui consiste probablement en une décomposition du sang, décomposition qui met en liberté l'acide carbonique. La stimulation exagérée de ce dernier ou la subite raréfaction de l'oxygène, et plus probablement encore ces deux causes réunies, ainsi que le pensent Rosenthal, Thery et P. Bert, peuvent, par l'injure qu'elles causent au système nerveux, amener la sidération complète de ses propriétés fonctionnelles.

La mort subite, dans ce cas, se distingue de celle que produisent les commotions morales, et l'épuisement en ce qu'elle n'est point rigoureusement subite.

Pendant les quelques instants qui précèdent la terminaison funeste, se montrent en effet des symptômes précurseurs, tels que : frisson, délire, mouvements convulsifs.

Commotions morales.— Nous rangeons dans cette classe les morts soudaines dues aux affections vives de l'âme. On peut, en effet, mourir sous l'effet direct de quelque violente émotion produisant une commotion nerveuse ou une syncope foudroyante. De pareilles suppositions sont loin d'être incompatibles avec les données de la physiologie. De même que les douleurs physiologiques intenses, les émotions peuvent épuiser la force nerveuse et tuer par névrolysie (Jaccoud), ou bien désorganiser les conducteurs eux-mêmes, et les rendre impropres aux passages du courant (Luys); il se produit alors une véritable sidération nerveuse. Elles peuvent, d'autre part, suspendre les contractions cardiaques par une excitation des pneumogastriques, puisqu'elles rentrent légitimement dans la catégorie des actes excito-moteurs, en leur qualité de phénomènes idéo-réflexes. Les exemples de ce genre de mort sont malheureusement peu significatifs quand ils n'ont pas été suivis de nécropsie, et, dans le cas contraire, les observations cadavériques ne montrent généralement pas de lésion apparente qui explique cette fin malheureuse.

Il est des cas, a écrit Aran dans sa thèse d'agrégation, dans lesquels on sera peut-être toujours forcé d'admettre une lésion intime de la substance nerveuse, lésion momentanée et fugace, dont les effets peuvent être promptement funestes, sans que l'examen cadavérique nous permette d'en saisir les traces.

Étant donné que les fortes émotions peuvent produire la mort, y a-t-il dans la vie un état plus favorable à cette cause morbide que l'état puerpéral ? Quel autre fournit à la sensibilité plus d'occasions de s'exalter ?

Quelques réflexions sur les circonstances particulières qui entourent les femmes en couches nous donneront facilement la raison de cette influence pathologique.

Il est, en effet, démontré par les statistiques de la Maternité de Paris, que ce genre de mort sévit surtout sur les filles-mères ou les femmes abandonnées de leurs maris. Parmi les premières, les unes sont, ou des ouvrières délaissées par leurs amants, ou des domestiques : celles-là, arrivant au huitième ou neuvième mois de leur grossesse et quelquefois avant, sont obligées de quitter leur atelier, ou parce qu'elles ne peuvent plus suffire à l'exigence de leur travail, ou parce qu'à cette époque, ne pouvant plus cacher leur faute, elles deviennent le sujet de plaisanteries de leurs compagnes ; celles-ci, ne pouvant plus remplir tous les devoirs de leur profession, quittent leur place, ne voulant point s'exposer aux reproches de leurs maîtres, ou sont renvoyées par eux. Privées du soutien de leur vie, le produit de leur travail, les unes et les autres vivent alors sur leurs économies, et quelles économies ? Vivant alors ou souffrant plutôt dans des réduits au milieu des privations de toute espèce, elles résistent jusqu'à ce que la misère ait dévoré le peu qui leur restait, et poussées à bout, viennent solliciter leur entrée à la Maternité, en proie à toutes les anxiétudes qu'entraînent les conséquences de leur faute.

Si ce sont des filles de la campagne qui soient venues demander à l'obscurité des grandes villes ce que la médiocrité de leur village ne pouvait leur donner, la facilité de cacher leur honte, elles n'en restent pas moins exposées à toutes les tortures des autres. Qu'une émotion un peu vive vienne surprendre ces organismes déjà minés par les privations et l'inquiétude de leur position, telle qu'une lettre qu'elles attendaient, qui n'arrive pas ou dont l'arrivée les surprend alors qu'elles ne la prévoyaient pas ; la crainte de ne pouvoir se débarrasser de leur enfant, témoin vivant de leur déshonneur, etc., elle trouvera chez elles une résistance vitale peu grande et un terrain propice à ses effets.

Je suis convaincu de ce fait, dit M. Ramsbotham, que l'existence d'un désespoir continuel, pendant la dernière période de la grossesse, a une influence des plus marquées pour diminuer les effets bienfaisants en vertu desquels ces puissances complètent les changements nécessaires qui suivent le travail.

Par contre, il est de remarque journalière pour les praticiens qui exercent dans les Maternités qu'une nouvelle agréable peut avoir des effets salutaires sur les femmes dont la vie était sous le coup d'une affection puerpérale.

Le fait suivant, dû au docteur Gartlan, confirme nos idées (1).

OBSERVATION XI

Une dame de 35 ans accoucha de son premier enfant, le 16 mars 1859, après un travail prolongé qu'il fallut terminer par le forceps ; elle se rétablit parfaitement, et après avoir nourri son enfant pendant quatre mois, elle devint de nouveau enceinte.

Vers la fin de cette nouvelle grossesse, elle commença à être prise d'appréhensions et de craintes relativement au résultat de la maladie. Elle attendait son accouchement au mois de mai, et vers le milieu de ce mois les alarmes et les anxiétés devinrent telles, que malgré un état de santé satisfaisant, le médecin dut lui faire deux visites par jour. Dans la soirée du 26 mai, elle se sentit plus incommodée et plus agitée que d'habitude, et le lendemain elle se réveilla d'un profond sommeil, en proie à des douleurs, et après un travail très-court, elle accoucha d'une belle fille. Trois quarts d'heure après l'expulsion de cette enfant, elle perdit environ trois onces de sang. Le placenta, qui se trouvait dans le vagin, fut im-

(1) Mac Clintock, *Union médicale*, 1853

médiatement enlevé. Elle se trouva alors très-bien et resta ainsi pendant une heure; puis elle recommença à manifester ses craintes et à répéter qu'il lui arriverait certainement quelque malheur.

Une demi-heure après, elle eut comme des arrière-douleurs, se sentit plus faible; on lui donna un peu de Xérès et d'eau, puis un peu d'eau-de-vie. Craignant une hémorrhagie, M. Gartlan se livra à un examen très-attentif, et constata qu'il n'y avait de sang épanché nulle part, et que l'utérus était parfaitement rétracté. Cet examen fut répété à la suite plusieurs fois, et donna toujours le même résultat.

Malgré une potion opiacée, les douleurs spasmodiques persistèrent, et l'abdomen commença rapidement à se distendre, en même temps que la malade était prise de gêne de la respiration. Application de térébenthine sur l'abdomen, lavements, potion stimulante, rien n'y fit; au contraire, la distension tympanique de l'abdomen fit de tels progrès, que la malade disait que son ventre allait se rompre, à moins qu'elle ne fût débarrassée de ces gaz.

Un tube fut introduit dans le rectum, les stimulants furent repris. Néanmoins la malade s'affaiblissait sensiblement, la respiration devenait de plus en plus gênée. La mort eut lieu six heures après la délivrance et quatre heures après la première sensation de douleur et de distension.

Epuisement nerveux. — C'est un fait bien connu, qu'une douleur prolongée épuise le principe de la vie, et l'on peut se rendre compte ainsi de quelques cas anormaux de mort subite après la délivrance.

Sur ce point, M. Travers nous fournit quelques observations qui paraissent devoir trouver ici leur place. « La douleur, dit cet auteur, lorsqu'elle acquiert un certain degré d'intensité et de durée, est destructive par elle-même. Les accouchements difficiles et prolongés deviennent assez souvent mortels par cette cause, et même alors qu'il n'y a pas de difficultés extraordinaires et que le travail n'est pas prolongé, il survient parfois une prostration funeste, qui ne trouve son explication que dans la douleur. La délivrance a été complète, sans aucune lésion physique; la femme n'a perdu qu'une quantité ordinaire de sang par les vaisseaux utérins, et cependant, malgré les encouragements qu'elle pourrait puiser dans son état général et celui de son enfant, aussi bien que dans la conviction que ses souffrances sont à bout, la femme ne reprend ni ses forces ni son courage, mais après un intervalle qui n'excède pas quelques heures, elle retombe dans un état d'oppression et d'affaiblissement, et, quelques heures après, d'une manière tout à fait inattendue et sans aucune altération perceptible, elle expire. »

Tout accouchement s'accompagne d'un ébranlement nerveux particulier qui résulte du trouble extraordinaire que produit la parturition et ressemble à celui que produisent quelquefois les blessures graves, et auxquelles les malades succombent.

Fortement ébranlé, tiraillé par les souffrances de l'enfant, l'appareil cérébro-spinal peut souvent résister, mais il a beaucoup de mal à se remettre de ces secousses successives; il reste anéanti, sans puissance, et l'autopsie ne vient alors rien apprendre.

L'expérience bien connue, de Magendie, au sujet de la douleur comme produisant la mort subite, servirait d'ailleurs à convaincre les plus sceptiques.

La mort par épuisement nerveux survient généralement peu de temps après la délivrance, c'est ce qui la distingue de la mort par empoisonnement puerpéral et par commotions normales; les circonstances antérieures d'ailleurs à l'accouchement serviront à éclairer ce diagnostic.

Au point de vue clinique, ces trois modes de mort subite par sidération nerveuse ne restent pas toujours aussi distincts, et il n'est pas rare de les voir se compliquer l'un l'autre.

Voici maintenant l'observation d'un cas de mort subite dont nous avons été témoin :

OBSERVATION XII

Mort subite par épuisement nerveux dans l'état puerpéral.

Joséphine B..., âgée de 27 ans, primipare, mariée depuis un an environ, constitution faible, déviation à gauche de la colonne vertébrale à la région lombaire; rétrécissement du bassin, qui est en quelque sorte aplati sur son diamètre oblique gauche; grossesse ordinaire sans une santé parfaite, étant donné la constitution de la malade, mais sans troubles prépondérants.

Le travail commence le 17 février dans la matinée; une accoucheuse est mandée à 8 heures du matin, celle-ci pratique le toucher, et après avoir reconnu la disposition anormale du bassin, exige la présence d'un médecin. On fait venir d'Aix M. Bourguet, qui, instruit sur l'état de la malade, amène le docteur Gouyet et deux aides. M. Bourguet et M. Gouyet arrivent à 3 heures du soir.

Après avoir reconnu que l'accouchement naturel était impossible, ces messieurs décident l'embryotomie, et la pratiquent séance tenante.

L'expulsion du fœtus a duré jusqu'à quatre heures et demie. A ce moment, tout était terminé. Rien autre n'avait eu lieu; aucune hémorrhagie ne s'était produite; la femme, pendant le travail, paraissait cependant assez inquiète sur son état.

A cinq heures, cette femme se sentit faiblir; tout d'un coup son pouls devint très-petit et fréquent; les mouvements du thorax diminuaient peu à peu; une sueur visqueuse recouvrit son corps, et en moins de dix minutes elle s'éteignit.

L'autopsie ne put avoir lieu.

Le fait suivant nous a été communiqué par M. le docteur Rimbaud: il se produisit chez une de ses clientes.

OBSERVATION XIII

Epuisement nerveux dans l'état puerpéral. — Mort subite.

Madame V... (d'Aix), âgée de 38 ans, constitution bonne, était enceinte pour la douzième fois ; les accouchements antérieurs s'étaient tous effectués d'une façon régulière.

Les douleurs se font sentir à 10 heures du soir, mais irrégulièrement; elles ne prennent une marche suivie qu'à minuit, heure à laquelle M. Rimbaud, accoucheur habituel de Mme V..., est mandé. Celui-ci arrive, et, après l'avoir touché, diagnostique une position occipito-iliaque gauche antérieure; la dilatation était à peu près à moitié faite. Les douleurs se succèdent; l'accouchement marche son train et est terminé à 2 heures du matin.

Mme V... avait accouché d'un garçon à terme et bien portant. A deux heures et demie, M. le docteur Rimbaud, après avoir fait ses préparatifs de toilette, se disposait à s'en aller; Mme V... venait de tomber dans une syncope qui devait lui être fatale. M. le docteur Rimbaud tâche de faire revenir Mme V... par tous les excitants que l'art met à notre disposition en pareille occurrence; mais tout fut inutile, Mme V... est bien morte (trois heures moins un quart). L'autopsie ne put pas être faite.

Ces deux faits, de même que les suivants, ne sauraient être rapportés à d'autres causes qu'à une véritable sidération par suite d'épuisement nerveux à la fin du travail.

M. Depaul en a communiqué un exemple frappant à la Société médicale d'émulation.

OBSERVATION XIV

Une jeune femme qui, six semaines avant d'être à terme, avait eu une hémorrhagie modérée, fut heureusement accouchée par lui à la fin du neuvième mois de sa grossesse. La parturition donna lieu à l'écoulement d'une certaine quantité de sang, mais insuffisante pour constituer une véritable hémorrhagie.

Dans les premiers instants qui suivirent l'accouchement, la malade se sentit assez bien, quoiqu'un peu faible; elle fut reportée dans son lit, et tout semblait devoir se passer comme à l'ordinaire. Une heure environ s'était écoulée, l'utérus était en voie de retour régulier sur lui-même; rien ne pouvait faire admettre la pensée d'une hémorrhagie interne ; la femme fut prise de douleurs très-vives dans la région hypogastrique; cette douleur revint par accès irréguliers, et chaque fois fut suivie de mouvements convulsifs assez légers; en même temps les extrémités et généralement toute la surface du corps se refroidissaient.

M. Depaul, qui une fois déjà avait vu chez une autre femme la mort suivre de près l'apparition de ces symptômes, envoya chercher le médecin de la femme auprès de laquelle il avait été mandé comme accoucheur; il lui fit part des craintes que lui faisaient concevoir les phénomènes observés chez cette dame. Le médecin ne les partagea pas et n'y vit que la manifestation d'un état nerveux qui céderait insensiblement, et contre lequel les antispasmodiques seraient convenablement administrés. Peu rassuré, M. Depaul resta auprès de la malade, surveilla lui-même les soins que son état réclamait; les accès ne se renouvelèrent pas; l'affaiblissement ne tarda pas à s'y joindre, le pouls fléchit avec une rapidité désespérante, et bientôt la vie s'éteignit chez cette malheureuse femme.

Un fait analogue a été rapporté par M. Sandras, dans la séance du Comité de rédaction de l'*Union médicale*, du 26 mars 1855.

Une jeune femme, arrivée au terme d'une grossesse qu'elle ne pouvait pas avouer, se confia à un jeune médecin qui l'accoucha heureusement d'un enfant vivant, et après un travail de quelques heures seulement.

Deux heures et demie après l'accouchement, sans qu'aucun fait insolite ait pu faire concevoir la moindre appréhension, l'accouchée se plaint d'un malaise indéfinissable, ne produisant ni crises, ni douleurs, ni mouvements convulsifs; c'est un état d'anxiété indicible, c'est un affaiblissement graduel et rapide. Fort inquiet, le jeune médecin fait appeler en toute hâte un accoucheur expérimenté et fort en renom, qui ne constate aucune lésion capable d'expliquer la situation de plus en plus alarmante de cette femme; il s'assure qu'elle n'est pas due à une hémorrhagie interne, et que l'utérus est revenu sur lui-même dans la limite habituelle. Malgré tout ce que l'on put faire, l'affaiblissement devint extrême, le pouls se ralentit, les téguments se refroidirent, et la femme succomba.

DEUXIÈME PARTIE

CAUSES INDIRECTES

Nous venons d'examiner, d'une façon aussi complète que possible, les causes directes de la mort dans l'état puerpéral; nous allons maintenant passer en revue les diverses causes qui, ne devant point leur origine à l'état puerpéral, trouvent en lui une cause adjuvante pour précipiter leur évolution.

Grâce à l'empoisonnement puerpéral, on peut aujourd'hui rapporter à leur véritable cause les faits observés antérieurement, et diminuer ainsi l'importance du rôle pathologique que jouaient autrefois les maladies du cœur, du poumon et du cerveau dans les morts subites de l'état puerpéral. Est-ce à dire cependant pour cela qu'elles ne doivent pas être considérées comme telles chez les femmes en couches? Ce serait de l'exclusivisme qui n'aurait point ici sa place, et une prétention que les faits seuls se chargeraient de démentir.

Ces causes ont rapport aux trois organes essentiels de la vie; dont Bichat avait formé son trépied vital :

Le cœur, le poumon et le cerveau ; c'est dans l'un de ces trois organes qu'il faut rechercher la lésion.

Je ne doute pas, dit Morgagni, qu'il ne faille chercher ou dans le cerveau ou les nerfs, ou dans les poumons et la trachée, ou dans le cœur et les vaisseaux, la cause des morts subites.

La mort par le cerveau ou par les poumons, ou par le cœur, a des caractères matériels d'ensemble tout aussi tranchés qu'une altération pathologique locale; les caractères se déduisent non-seulement de l'état dans lequel se trouve l'organe qui le premier a cessé de remplir ses fonctions, mais encore de l'état des deux autres organes principaux de l'économie et de celui des principaux troncs vasculaires veineux et artériels. Cet état est une conséquence du point de départ de l'arrêt de la circulation qui a accompagné la mort.

Par conséquent, toutes les fois que dans l'état puerpéral, après une mort subite, on trouvera l'un de ces trois organes lésés, on sera en droit, s'il n'existe pas de cause plus évidente, de regarder cette lésion comme ayant causé la mort.

Cette division est celle qui a été adoptée par les auteurs de médecine légale ; comme nous la trouvons toute naturelle, ce sera celle que nous choisirons, et nous décrirons successivement, comme nous l'avons déjà dit, les morts subites par lésion du système circulatoire, par lésion du système pulmonaire et par lésion du système nerveux.

CHAPITRE PREMIER

MALADIES DU SYSTÈME CIRCULATOIRE

M. Devergié, dans son travail sur la mort subite, prétend que celui des trois organes formant le trépied de Bichat, qui est le plus souvent regardé comme produisant la mort subite, est le poumon. Cette remarque, qui peut être vraie en médecine légale, ne l'est point en matière de puerpéralité. Dans cet état physiologique, c'est au contraire le cœur qui par ses affections nous fournit le plus gros contingent de morts subites.

Les maladies du cœur, tous les médecins le savent, peuvent avoir une durée fort longue, et ne point se montrer incompatibles avec la vie. Combien de gens arrivent à un âge très-avancé, tout en possédant une affection organique du cœur fort ancienne ! Pour certaines d'entre elles, il est d'ordinaire de ne les voir apporter que peu de trouble dans les fonctions habituelles de la vie ; lorsque par suite de modifications qu'elles apportent aux fonctions physiologiques de l'organe, il s'établit ce qu'on a appelé les compensations lésionnelles ; par exemple, l'hypertrophie du ventricule gauche dans l'insuffisance de la valvule mitrale, hypertrophie qui a reçu de Levert le nom d'hypertrophie physiologique.

Mais alors, s'il en est ainsi, on ne s'expliquera pas comment une lésion qui n'est pas incompatible avec la vie peut devenir une cause de mort subite.

Il résulte des observations des cliniciens expérimentés que ce ne sont point les lésions du cœur anciennes, mais celles de date assez récente qui dans l'état puerpéral peuvent devenir fatales. L'innocuité des lésions anciennes trouve son explication dans l'accommodation de l'organisme avec elles par suite de la lenteur de leur développement.

Le danger des lésions récentes naît tout entier de la rapidité de leur production.

« Une (1) maladie des organes circulatoires étant donnée chez une femme grosse ou en couches, on ne peut pas ne pas admettre que la grossesse d'une part et l'état de couches d'autre part, ne contribuent pas, physiologiquement parlant, à provoquer les accidents qui pourraient amener la mort subite. La prédisposition aux syncopes, si commune pendant la grossesse, ne pourra-t-elle pas venir en aide à l'action perturbatrice engendrée par une maladie du système circulatoire ?

«Pendant l'état des couches, l'inopexie ne pourra-t-elle pas, en favorisant les coagulations sanguines dans les cavités cardiaques, concourir à entraîner et même à suspendre brusquement la circulation dans ces cavités? Je ne cite là que des exemples, mais qui suffisent pour faire comprendre que l'état puerpéral doit être considéré comme circonstance aggravante des maladies organiques du cœur et des gros vaisseaux, par conséquent comme cause de mort subite. »

Parmi les lésions cardiaques, celles qui donnent le plus souvent lieu à la mort sont : les *lésions valvulaires*, l'*hypertrophie du cœur*, la *rupture du cœur* par suite d'altération dans sa constitution, et l'*hémorrhagie*.

Nous ferons connaître, en citant des exemples et en les décrivant, celles de ces lésions qui jouent le rôle le plus considérable.

Lésions valvulaires. — Les lésions valvulaires sont, de toutes les affections du cœur, celles qui le le plus souvent constituent une circonstance aggravante pour l'état puerpéral.

Lorsqu'une endocardite aiguë ou chronique a eu lieu pendant la grossesse ou quelque temps avant, elle peut avoir laissé des altérations valvulaires qui se développent assez lentement, peuvent

(1) Hervieux, *loc. cit.*

passer inaperçues, selon que l'avait fait remarquer Stockes, jusqu'à ce que l'état puerpéral vienne, par son excitation, réveiller cette lésion en exigeant du cœur un surcroît d'activité.

L'accouchement le plus simple entraîne toujours un changement brusque dans la distribution du sang ; l'utérus ne recevant plus le liquide sanguin qu'il employait pendant la grossesse, celui-ci doit se distribuer dans toute l'économie.

Quelquefois le fait seul de l'accouchement suffit pour amener des désordres du côté du cœur; c'est probablement parce que dans l'état de trouble où se trouvent ses fonctions, cet organe ne saurait s'accommoder à la moindre fluctuation qui se produit du côté des oreillettes. C'est ce que paraît démontrer le fait suivant, communiqué par Mac Corwan à la Société obstétricale d'Edimbourg.

OBSERVATION XV

Affection organique du cœur. — Mort subite

Le 16 juin 1845, Mac Corwan fut appelé auprès d'Anne Backer, âgée de 21 ans, enceinte de son premier enfant. C'était seulement de fausses douleurs, qui cédèrent à un traitement approprié. Le 19, elle présenta des symptômes de pleuro-pneumonie du côté gauche, pour laquelle on lui pratiqua une saignée de 10 onces, et on lui retira 4 onces de sang par les ventouses.

Le 20, vers 3 heures du matin, le travail s'établit et marcha naturellement jusqu'à 9 heures du matin, qu'elle accoucha d'un enfant mort-né, et mourut immédiatement.

A l'autopsie, on constata un œdème général, de la sérosité brunâtre dans le péricarde, le cœur fortement augmenté de volume, le ventricule droit très-mince et très-dilaté; un rétrécissement de l'orifice aortique pouvant admettre à peine l'extrémité du petit doigt, et dont les valvules étaient dures et cartilagineuses ; tout le cœur rempli de sang coagulé, les plèvres fortement adhérentes, et la plus grande partie du poumon hépatisée; l'utérus et les autres organes paraissaient sains.

L'observation suivante est due au Docteur Fitz-Patrick.

OBSERVATION XVI

Affection organique du cœur. — Mort subite.

Madame E.., âgée de 35 ans, affectée de maladie de cœur depuis plusieurs mois, éprouva au mois d'avril 1850 des palpitations et de la dyspnée de temps en temps; il y avait aussi de l'œdème; elle était enceinte de 5 mois. Le traitement qui fut mis en usage apporta du soulagement, mais la maladie organique du cœur ne fit que se confirmer, de sorte que M. Fitz Patrick crut devoir avertir la famille de la gravité du pronostic. Le 28 août, après un travail naturel de trois heures et demie, elle accoucha d'un garçon. Mais après l'expulsion du délivre elle fut prise d'une violente dyspnée qui l'obligea à prendre la position assise; ce mouvement produisit une hémorrhagie utérine, et pendant deux heures la malade resta dans cet affreux dilemme, de ne pouvoir rester couchée sans étouffer, et d'avoir une hémorrhagie dès qu'elle quittait le décubitus horizontal. Cependant on réussit à calmer l'accès d'asthme, et dès que la malade put garder le décubitus, l'hémorrhagie fut facilement arrêtée; les choses se comportèrent bien à la suite. Le troisième jour, les seins étaient pleins et tendus; on lui fit prendre un purgatif qui la soulagea. Elle était bien le quatrième jour, mais le cinquième, M. Fitz Patrick la trouva assise sur son lit, se plaignant d'orthopnée et de distension de l'estomac, la face pâle et anxieuse, le pouls faible et très fréquent, l'abdomen énormément distendu par des gaz, mais indolent. La veille, la malade avait dîné avec du poulet et un peu de vin. La distension de l'abdomen fit des progrès extrêmes, et la mort eut lieu dans l'après-midi. L'autopsie ne put être pratiquée.

Cette dernière observation démontre que ce n'est pas toujours immédiatement après l'accouchement que les affections du cœur peuvent procurer la mort ; mais quelques jours après, cinq à six jours en moyenne, les malades sont sous le coup d'accidents funestes.

Hypertrophie. — Ainsi qu'on peut s'en convaincre, la première observation des deux que nous venons de relater prouve que les lésions anatomiques du cœur vont rarement seules, mais qu'elles se compliquent à peu près toujours. L'hypertrophie du cœur constitue toujours un état aggravant pour les femmes en couches.

La dilatation des cavités du cœur avait été remarquée par Morgagni comme prédisposant à la syncope. Les observations de mort subite relatées signalent également des hypertrophies avec dilatation du ventricule gauche, et le *cor bovinum* comme produisant le même effet.

Dégénérescence et rupture du cœur. — Plusieurs cas de mort subite ont été observés par rupture du cœur survenant à la suite de la dégénérescence de cet organe.

OBSERVATION XVII

Danyau (7 janvier 1852), a communiqué à la Société chirurgicale le fait suivant : Ce médecin a été appelé à accoucher la femme d'un notaire ; cette dame jouissait d'une excellente santé ; son accouchement fut simple et les suites naturelles.

Au vingtième jour, M. Danyau la visite vers onze heures du matin ; elle était un peu agitée et tourmentée par deux motifs ; un qui lui était personnel : elle avait reconnu qu'elle présentait un écartement de la ligne blanche, et l'autre motif était puisé dans l'intérêt qu'elle portait à sa belle-mère, dont la santé laissait concevoir des inquiétudes.

Danyau la quitte un peu tranquillisée et se disposant à déjeuner. Peu d'instants après, elle passe dans une chambre voisine, et tout à coup elle se plaignit d'étouffer, et s'affaissant sur elle-même elle mourut. L'autopsie fut faite, on ne trouva pas d'air dans les veines ni dans le cœur. Le seul fait qu'on nota après avoir interrogé avec soin tous les organes, fut le cœur un peu graisseux et une cuillerée de sérosité dans le péricarde.

Une observation de même nature a été rapportée par le docteur Mac Nicholl.

Une dame de quarante ans accoucha le 19 janvier.

Sa convalescence était complète quelques jours après, lorsqu'en descendant de son lit, elle s'écria que quelque chose s'était rompu dans sa poitrine, et mourut en vingt minutes. La cause de la mort était une rupture du ventricule droit. Le cœur était graisseux (Docteur Mac Nicholl, *The Lancet*, mars 1852).

Depaul cite les deux faits suivants : Pendant qu'il était à la clinique comme interne ou comme chef de clinique, il vit une femme accouchée trois jours auparavant, fraîche et très-bien portante mourir subitement. A l'autopsie on trouva un kyste hydatique de la cloison inter-auriculaire qui venait de se rompre.

Hervieux, qui a cité ces faits, donne une interprétation qui ne me paraît convenir qu'à celui de Mac Nicholl.

Il prétend que la mort est arrivée par une syncope, et voici comment il l'explique : « Lorsqu'une femme en couches, après avoir perdu beaucoup de sang ou après être restée longtemps couchée, se lève pour la première fois, il y a souvent une tendance syncopale plus ou moins marquée. Or on conçoit que si, dans de telles conditions, les parois du cœur sont atteintes de dégénérescence graisseuse, ce viscère, n'ayant plus son énergie contractile normale, se trouve comme paralysé et qu'une syncope mortelle ait lieu.

Certainement dans les deux premiers faits la mort est arrivée par syncope, et dans le fait de Mac Nicholl l'explication me paraît être très-vraie, mais dans le fait de Danyau elle tombe d'elle-même, puisque la malade se levait depuis quelques jours.

Il me semble plus probable de donner comme origine à la syncope fatale, dans ce cas, les deux motifs d'anxiétude que possédait cette malade.

Hémorrhagie.— L'hémorrhagie, de quelque part qu'elle vienne, qu'elle soit interne ou externe, constitue toujours un des plus graves accidents qui peuvent compliquer un accouchement.

La femme, ayant déjà subi toutes les dépressions de forces que nécessite la grossesse ; de plus, considérablement fatiguée par la durée du travail, se trouve déjà dans une excitabilité particulière du système vasculaire et une susceptibilité pathologique du système nerveux dont il lui faut plusieurs jours pour se remettre ; on conçoit facilement ce qu'il adviendra si une certaine quantité de sang, ce principe de *toute chair*, lui est soustraite.

Le fait suivant dont nous avons été témoin, se rattache à cette cause.

OBSERVATION XVIII

Anne B.., primipare, 24 ans, bonne constitution, grossesse normale, accouche le 20 octobre 1871 à la Maternité de Grenoble; enfant bien portant et à terme. Délivrance naturelle. Deux heures après, la malade ressent des douleurs violentes dans les reins et à la région hypogastrique ; l'introduction de la main dans l'utérus amène quelques caillots, mais cette extraction n'est point suivie de l'apaisement de la douleur. La malade s'affaiblit, elle devient inquiète, sa respiration est oppressée. L'hémorrhagie continue et se traduit au dehors. Le tamponnement est pratiqué, l'hémorrhagie cesse; mais cinq minutes après, la malade tombe dans une syncope dont elle ne devait plus se relever.

L'autopsie n'eut pas lieu.

Ces faits, et ceux d'Elsœser, de Rick et de Stendel, cités par Hervieux, suffisent pour montrer la part qui revient aux hémorrhagies dans les morts subites de l'état puerpéral.

CHAPITRE II

MALADIES DU SYSTÈME PULMONAIRE

Les poumons remplissant dans la vie un rôle aussi important que le cœur, puisque celle-ci ne peut exister sans la solidarité fonctionnelle, il est naturel de penser que des lésions anatomiques importées dans le système circulatoire doivent avoir une influence fâcheuse sur le système pulmonaire. C'est là un fait de vérification quotidienne.

Des autopsies faites dans les cas de morts subites, soit pendant la grossesse, soit dans l'état puerpéral, il appert que non-seulement les lésions du cœur peuvent avoir un retentissement sur les poumons, mais que celui-ci peu être affecté primitivement et déterminer à son tour la mort subite.

L'explication de ce fait est patente, parce qu'en outre de l'état de faiblesse où se trouve l'organisme dans l'état puerpéral, état auquel participe le poumon, il résulte que la gestation produit chez lui des modifications qui lui sont propres, et dont le résultat est une tendance à l'hypérémie.

Les cas de morts subites jusqu'ici observés dans l'état puerpéral par suite de lésion pulmonaire, sont : la congestion, la pleurésie, la pleuro-pneumonie, l'asthme.

La Congestion. — Elle s'observe surtout pendant la grossesse ou durant le travail par suite des dispositions ci-dessus décrites et de l'hypersécrétion bronchique; l'air ne peut plus pénétrer dans le poumon et l'hématose est insuffisante.

Campbel a rapporté dans sa thèse l'observation d'une femme de vingt-trois ans, marchande de fruits, entrée à la Maternité le 1er novembre 1846, enceinte de sept mois ; elle était en traitement, depuis un mois, pour une bronchite accompagnée de cyanose des extrémités supérieures, lorsque, le 4 décembre, causant avec ses compagnes, elle roule tout à coup de sa chaise à terre pousse deux ou trois soupirs en expulsant de la salive spumeuse, et meurt.

Autopsie. — Hypertrophie du ventricule gauche, distension de l'oreillette droite par du sang noir coagulé, une cueillerée de sérosité dans le péricarde, communication inter-auriculaire par le trou de Botal entr'ouvert en forme de croissant, congestion manifeste du poumon droit, qui offre des traces d'anciennes adhérences pleurales, coloration rouge noir du poumon gauche et infiltration de son tissu par un liquide spumeux et sanguinolent. Mucosités bronchiques assez abondantes. L'opération césarienne ayant été faite après la mort, on avait pu extraire un fœtus vivant.

Pleurésie, pleuro-pneumonie. — La pleurésie, soit qu'elle existe seule ou avec la pneumonie, est fréquemment, à l'état ordinaire, regardée comme une cause de mort subite. Il s'ensuit que, si la mort par pleurésie est admise en temps ordinaire, on admettra sans contestation que dans l'état puerpéral elle ait des influences promptement funestes.

Asthme. — Les cas de mort subite par l'asthme ne sont pas nombreux. Delamotte en a observé un fait.

Marquise de X.., âgée de trente-huit ans, sujette à des accès d'asthme, devient grosse la quatrième année de son mariage, et souffre davantage de sa maladie pendant sa grossesse, et surtout durant le dernier mois. Accouchement naturel; délivrance un peu laborieuse; pas d'accidents sérieux les jours suivants; sixième jour, un peu de fièvre. Le soir, la respiration devient fréquente et difficile, la poitrine s'embarrasse et la malade meurt en deux heures.

Rupture du diaphragme. — Les morts de ce genre ne peuvent assurément se produire que pendant le travail.

Percy rapporte l'observation d'une jeune femme dont le diaphragme se rompt pendant les douleurs de l'enfantement, et qui expire aussitôt.

L'estomac était passé aux deux tiers dans le thorax, entraînant l'épiploon et une anse du colon à travers le diaphragme, déchiré obliquement en franges dans sa partie charnue, du côté gauche et dans l'étendue de cinq pouces.

CHAPITRE III

MALADIES DU SYSTÈME NERVEUX

L'intégrité du système nerveux n'est pas moins indispensable pour que l'état puerpéral évolue d'une manière naturelle. La dépendance dans laquelle le système nerveux tient le système circulatoire et pulmonaire rend compte de cette nécessité ; on sait, en effet, que si l'abolition des fonctions cérébrales a été immédiate, comme cela peut arriver dans une hémorrhagie du mésocéphale par exemple, tous les phénomènes de la vie se suppriment.

Les cas les plus fréquents de cessation instantanée de la vie par le système nerveux se sont produits dans l'état puerpéral par la congestion cérébrale et l'hémorrhagie.

Congestion cérébrale — Celle-ci est toujours produite d'une façon mécanique et n'a lieu que pendant le travail, par la contraction simultanée de tous les muscles du cou et de la tête pour fixer le thorax et donner ainsi un point d'appui aux muscles abdominaux, car la compression empêche la circulation de retour. Elle succède quelquefois à un accès d'éclampsie et est produite alors par le même mécanisme.

M. Stoltz, cependant, n'est point d'avis que l'éclampsie produise la congestion cérébrale; il pense, au contraire, qu'elle n'est causée que par cette dernière.

Hémorrhagie. — L'hémorrhagie peut également se produire pendant l'accouchement et conduire à des résultats funestes, sinon d'une façon soudaine, du moins en quelques instants. Les observations de Ménière et de Mme Lachapelle démontrent ce résultat. Le fait suivant est de M. Hervieux :

Une femme présenta, huit jours après ses couches, les symptômes d'une hémorrhagie encéphalo-méningée, et mourut au bout de six heures. A l'autopsie, on trouva 50 à 60 grammes de sang noir dans la cavité de l'arachnoïde. Dans l'espace sous-arachnoïdien moyen, au-dessous de l'arachnoïde, existait un caillot de la grosseur d'une fève, épanchement d'une certaine quantité de sang des pédoncules cérébraux. Le ventricule latéral gauche était rempli de caillots mous et noirâtres, le corps strié du même côté, détruit à sa surface, son tissu congestionné et paraissant le siége d'une hémorrhagie capillaire. Le *septum lucidum* n'existait plus. Le ventricule latéral droit contenait quelques caillots, mais moins volumineux et en moindre quantité que le gauche. Distension du quatrième ventricule par du sang noirâtre et coagulé. Noyaux hémorrhagiques dans la partie latérale gauche de la protubérance ; les artères cérébrales paraissent être le siége d'une dégénérescence athéromateuse.

Ces faits sont assez probants par eux-mêmes et ne me semblent pas avoir besoin de commentaires.

INDICATIONS CAUSALES

Quoique le titre de notre travail ne comporte point la question du traitement, il nous semble utile de mentionner les diverses indications qui naissent forcément de l'examen successif des différentes causes que nous venons de passer en revue.

La thérapeutique a certainement peu de prise sur les moyens de s'opposer aux morts subites, pour deux raisons :

1° D'abord parce que la plupart du temps le médecin n'arrive que pour constater le fait accompli ;

2° Parce que lorsqu'il arrive à temps, ce n'est que pour assister à ce dénouement fatal, le cœur navré et déchiré d'amertume en constatant l'impuissance de son art. S'ensuit-il que le médecin doive rester inactif en pareille circonstance ? Certainement non; une telle conduite en présence de ces faits serait non-seulement blâmable, mais coupable. Qui sait? la nature a tant de secrets, que l'intervention du praticien, si elle se conforme aux règles de la physiologie et de la thérapeutique, pourrait bien prolonger la vie de quelques instants et peut-être même faire disparaître les accidents.

Nous formulerons ici quelques indications, fruit, soit de nos recherches dans les auteurs, soit de nos réflexions, et dont le praticien pourra, nous l'espérons, tirer quelque utilité :

1° Dans l'empoisonnement puerpéral, si l'on connaissait la nature et la constitution intime du poison puerpéral, on pourrait, en ayant recours à son antidote, lui opposer un traitement curatif qui annulerait ses effets ; mais l'ignorance dans laquelle nous vivons sur sa nature rend impossible toute résistance directe. Espérons qu'un jour l'analyse chimique fera tomber le voile et nous montrera au grand jour ce problème encore plein d'obscurités et de mystère.

Le traitement curatif nous faisant défaut, il nous reste le traitement prophylactique, et ce n'est pas le moins important : mieux vaut prévenir que guérir. Ce dernier comprend deux indications principales : la première contient tous les moyens propres à empêcher l'intoxication puerpérale de se produire; la deuxième consiste, celle-ci étant produite, à empêcher la multiplication de ses effets. L'une est du domaine de l'hygiène publique, l'autre de celui de l'hygiène privée.

Nous ne nous arrêterons pas à ce traitement, qui est mentionné d'une façon aussi complète que possible dans les livres qui traitent des épidémies puerpérales. Nous renvoyons à ces ouvrages.

1° *Thrombose et embolie pulmonaire.*—Chez les femmes en couches affectées de *Phlegmatia alba dolens* ou autres affections veineuses, le meilleur moyen de prévenir la migration des caillots sanguins est de les empêcher de se lever trop tôt et de se livrer trop de bonne heure, soit à des occupations de toilette, soit à des occupations de ménage qui peuvent causer, par les mouvements qu'elles nécessitent, soit le détachement, soit la progression de l'embolie. Virchow est entièrement de cet avis puisqu'il recommande au praticien beaucoup de prudence pour l'examen des malades affectées de phlébite.

Lorsque l'arrêt du sang dans les vaisseaux pulmonaires tient à un obstacle formé par un coagulum, le moyen le plus prompt et le plus efficace pour faire cesser les désordres serait d'arriver directement sur le caillot et de l'extraire ; une semblable pratique étant absolument impossible, on ne pourra agir sur lui que d'une façon indirecte.

Les uns ont vanté l'électricité appliquée à la région précordiale et le long du trajet de l'aorte.

Ball a préconisé les affusions froides sur le cœur comme pouvant déterminer, par action réflexe, des contractions dans l'artère pulmonaire et se montrer favorables à la progression du caillot.

M. Bertin a signalé l'utilité des bains d'air comprimé; mais ce moyen n'est pas applicable partout et ne pourrait d'ailleurs rendre des services que dans les cas où l'obstruction des vaisseaux ne serait pas complète et où une partie du poumon serait accessible à l'air.

Lancereaux, Legroux, Oppolser, ont signalé les alcalins à l'intérieur; ces médicaments, cités également par Schützenberg, sont loin d'avoir acquis la confiance des praticiens; ils méritent cependant d'être expérimentés quand les accidents de suffocation et d'asphyxie ont été quelque peu diminués.

Il faut, dit M. Bertin, dans son *Traité de l'Embolie*, secouer vivement l'organisme, pour atteindre par contre-coups, par pression directe, par le choc de l'ondée cardiaque, les barrières fibrineuses qui sont le pivot de tous les désordres.

Pour cela faire, nous recommanderons les frictions générales sur tout le tronc, les contractions alternatives du thorax et surtout les torsions rapides de ce dernier sur son axe vertical. La contraction spasmodique de l'estomac, soit par la titillation de la luette, soit par l'action de l'émétique, le choc du corps retombant sur son siége lorsqu'il a été élevé en le saisissant sous les aisselles, me paraissent être la médication la plus appropriée à un tel accident et en quelque sorte les seules ressources qui soient au pouvoir du praticien jusqu'à ce jour. J'ai vu, dans un cas, la torsion rapide du corps sur son axe diminuer les phénomènes d'asphyxie et prolonger la vie de trois quarts d'heure encore.

On peut, par l'usage de ces moyens, obtenir quelques modifications dans la position qu'occupe le caillot, et il peut se faire *ipso facto* que la lumière du vaisseau donne passage à une petite quantité de sang. Un lobe ou une petite partie du poumon est ainsi rendue à la circulation, et la vie, quoique soumise à une dyspnée effrayante, ne devient pas impossible,

Si l'on est assez heureux pour obtenir quelques rémissions dans ces accidents, on administrera ensuite les toniques et les reconstituants.

Nous ne parlerons pas ici de la présence des gaz dans les vaisseaux, dont le diagnostic ne peut être établi que sur le cadavre.

Pour ce qui est de la sidération nerveuse, nous avons déjà dit ce qu'il fallait penser de celle qui était provoquée par l'empoisonnement puerpéral. Pour celle provenant des commotions morales, il faut, chez les femmes nerveuses et impressionnables dont l'imagination, plus susceptible d'exaltation, s'abandonne facilement à tous les excès, pour lesquelles la somme de bonheur et de souffrance est double par leur manière de les ressentir; il faut, dis-je, leur appliquer les préceptes rigoureux de l'hygiène physique et morale.

L'abréviation du travail dans la mesure du possible, et l'administration des cordiaux seront les seuls moyens de remédier à l'épuisement nerveux.

Mordret ayant signalé chez des femmes en couches plusieurs cas de mort subite survenues au moment même où ces femmes se levaient ou s'asseyaient pour la première fois sur leur lit, il sera nécessaire d'user à cet égard d'une grande réserve, et de ne point permettre aux femmes de se lever trop tôt.

Dans la station debout ou assise, par le fait même de la pesanteur, le cerveau, ne recevant plus sa quantité de sang habituelle, cesse son action excito-motrice sur le cœur, qui tombe dans un repos complet, et pour peu que la syncope se prolonge, la vie disparaît.

Les indications fournies par les causes indirectes sont étudiées avec soin dans les divers traités classiques de pathologie. Cela nous dispensera de les répéter ici. Elles sont d'ailleurs absolument les mêmes dans l'état puerpéral que dans les diverses maladies auxquelles elles ont rapport, si ce n'est, toutefois, une circonstance fâcheuse de plus fournie par cet état lui-même.

Tracer ici une ligne de conduite au praticien, et formuler un traitement qui n'a point reçu la sanction de l'expérience, eût été certainement témérité et prétention de notre part, dans une question dont la solution n'a pas encore reçu d'éclaircissement suffisant. Plus modeste a été notre but. Nous nous sommes proposé simplement de soumettre à l'appréciation de l'accoucheur quelques moyens qui, quelque précaires qu'ils soient, ne nous semblent pas dénués d'utilité.

Heureux s'ils peuvent mériter son attention, et plus heureux encore s'ils répondent à son appel pour l'effet qu'il en attend !

CONCLUSIONS

Il résulte de notre travail sur les morts subites que nous admettons comme causes déterminantes de ces terminaisons funestes :

1° L'empoisonnement puerpéral, ou intoxication de l'organisme chez les femmes en couches par la viciation de l'air ambiant, produite par les sécrétions morbides et les excrétions physiologiques de l'organisme lui-même ;

2° La thrombose et l'embolie des vaisseaux pulmonaires;

3° La présence de gaz dans les vaisseaux ;

4° La sidération nerveuse, résultant de l'empoisonnement puerpéral, des commotions morales, de l'épuisement nerveux ;

5° Les maladies du système circulatoire (lésions valvulaires, hypertrophie, hémorrhagie);

6° Les maladies du système pulmonaire (congestion, pleuro-pneumonie, asthme) ;

7° Les maladies du système nerveux (congestion, hémorrhagie).

Vu, bon à imprimer :
Le Président censeur,
BOYER.

Vu :
Pour le recteur,
L'Inspecteur d'Académie délégué,
COURCIÈRE.

QUESTIONS TIRÉES AU SORT

AUXQUELLES LE CANDIDAT RÉPONDRA VERBALEMENT

(Arrêté du 22 mars 1842.)

Chimie médicale et Pharmacie.

L'alcool, l'éther, au point de vue chimique et pharmaceutique.

Physique médicale.

Des méthodes calorimétriques. Leur applicaiion à la physiologie.

Botanique et Histoire naturelle médicale.

Comment s'opère la fécondation végétale.

Anatomie.

Organisation des vaisseaux lymphatiques.

Physiologie.

Qu'est-ce qu'on entend par forces médicatrices?

Pathologie et Thérapeutique générales.

Nécessité de distinguer les diverses modalités des causes.

Pathologie médicale ou interne.

Distinguer la maladie chronique et la diathèse.

Pathologie chirurgicale ou externe.

Des abcès froids.

Thérapeutique et Matière médicale.

Des indications dans les maladies simples.

Opérations et Appareils.

De l'anatomie pathologique au point de vue de la médecine opératoire.

Médecine légale et Toxicologie.

Diagnostic médico-légal de l'aliénation mentale.

Hygiène.

Lois de l'hérédité morbide au point de vue du choix dans le mariage.

Accouchements.

De l'hémorrhagie utérine au dernier terme de la grossesse.

Clinique interne.

Des récidives dans les fièvres intermittentes et des moyens de les prévenir.

Clinique externe.

Du débridement dans les plaies par armes à feu.

Anatomie pathologique et Histologie.

Décrire les altérations anatomiques sur l'alcoolisme chronique.

Histoire de la Médecine.

De l'iatromécanisme.

Titre de la Thèse à soutenir.

Recherches sur les causes de mort subite dans l'état puerpéral suites de couches.

FACULTÉ DE MÉDECINE

PROFESSEURS

MM.	
BOUISSON, O. ✻ ✠. Doyen.	*Opérations et appareils.*
BOYER ✻. Présid.	*Pathologie externe.*
DUMAS ✻. *Examin.*	*Accouchements.*
FUSTER ✻, ✠.	*Thérapeutique et matière médicale.*
MARTINS, O. ✻, ✠✠.	*Botanique et Histoire Naturelle médic.*
DUPRÉ ✻ C. ✠.	*Clinique médicale.*
BENOIT ✻ ✠	*Anatomie, Clinique des maladies syphilitiques et cutanées.*
ANGLADA ✻	*Pathologie médicale.*
COURTY ✻.	*Clinique chirurgicale.*
BÉCHAMP ✻, ✠,	*Chimie médicale et pharmacie.*
ROUGET ✻.	*Physiologie.*
COMBAL ✻, ✠.	*Clinique médicale.*
FONSSAGRIVES, O. ✻ ✠ ✠✠✠✠	*Hygiène.*
CAVALIER.	*Pathologie et Thérapeutique générales.*
MOITESSIER ✻.	*Physique médicale.*
ESTOR.	*Anatomie patholog. et Histologie.*
JAUMES.	*Médecine légale et Toxicologie et Clinique des maladies syphilitiques et cutanées.*
DUBRUEIL ✻ ✻ C	*Clinique chirurgicale.*

CASTAN, agrégé.	*Histoire de la médecine.*

AGRÉGÉS EN EXERCICE

MM.	MM.
BOURDEL, *Examin.*	SABATIER ✻.
PECHOLIER.	SICARD.
JACQUEMET. *Examin.*	MASSE,
CASTAN.	HAMELIN.
SAINTPIERRE.	GRYNFELTT.
GARIMOND.	DE GIRARD.
VIGNAL.	EUSTACHE,
BERTIN.	SERRE.

La Faculté de médecine de Montpellier déclare que les opinions émises dans les Dissertations qui lui sont présentées doivent être considérées comme propres à leurs auteurs qu'elle n'entend leur donner aucune approbation ni improbatien.

SERMENT

En présence des Maîtres de cette École, de mes chers Condisciples et devant l'effigie d'Hippocrate, je promets et je jure, au nom de l'Être Suprême, d'être fidèle aux lois de l'honneur et de la probité dans l'exercice de la médecine. Je donnerai mes soins gratuits à l'indigent, et n'exigerai jamais un salaire au-dessus de mon travail. Admis dans l'intérieur des maisons, mes yeux n'y verront pas ce qui s'y passe; ma langue taira les secrets qui me seront confiés, et mon état ne servira pas à corrompre les mœurs ni à favoriser le crime. Respectueux et reconnaissant envers mes Maîtres, je rendrai à leurs enfants l'instruction que j'ai reçue de leurs pères.

Que les hommes m'accordent leur estime, si je suis fidèle à mes promesses! Que je sois couvert d'opprobre et méprisé de mes Confrères, si j'y manque!

www.ingramcontent.com/pod-product-compliance
Lightning Source LLC
LaVergne TN
LVHW050424160826
845677LV00002BA/521

* 9 7 8 2 3 2 9 6 9 6 4 9 2 *